超重和肥胖症人群
健康教育指导

尹仕红 编著

Health Education
Guidance for
Overweight and
Obese People

U0250460

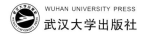

WUHAN UNIVERSITY PRESS
武汉大学出版社

图书在版编目(CIP)数据

超重和肥胖症人群健康教育指导/尹仕红编著. —武汉：武汉大学出版社,2017.1
ISBN 978-7-307-18909-6

Ⅰ.超… Ⅱ.尹… Ⅲ.肥胖病—防治 Ⅳ.R589.2

中国版本图书馆 CIP 数据核字(2016)第 301565 号

责任编辑:顾素萍 责任校对:李孟潇 版式设计:韩闻锦

出版发行:**武汉大学出版社** (430072 武昌 珞珈山)
(电子邮件:cbs22@whu.edu.cn 网址:www.wdp.com.cn)
印刷:武汉中远印务有限公司
开本:720×1000 1/16 印张:13 字数:188 千字 插页:1
版次:2017 年 1 月第 1 版 2017 年 1 月第 1 次印刷
ISBN 978-7-307-18909-6 定价:28.00 元

前　言

　　在全球范围内，超重和肥胖的人群数量逐年增加。据世界卫生组织 2014 年公布的数据显示，全球共有超过 19 亿成人超重，超过 6 亿人肥胖。我国 2015 年完成的《中国居民营养与慢性病状况报告》表明，全国 18 岁及以上成人超重率为 30.1%，肥胖率为 11.9%，分别比 2002 年上升了 7.3 和 4.8 个百分点，增加幅度分别为 32.0% 和 67.6%。肥胖已成为影响人类健康的重要公共卫生问题。肥胖不仅影响身体外形，也会影响心理健康，更是导致糖尿病、血脂异常、高血压等心脑血管疾病的重要危险因素。由此可见，对于超重和肥胖的预防与控制已刻不容缓。然而，较长时间以来，临床医护人员更关注肥胖所引起的糖尿病、冠心病、脑卒中等并发症的诊断、治疗和护理，由于时间、人力和健康意识等因素所限，对于超重和肥胖本身往往疏于管理。

　　令人欣慰的是，人们逐渐认识到只有从源头上预防和控制超重和肥胖等危险因素，才能减少心脑血管疾病等并发症的发生。近年来，我国相继发布了《中国成人超重和肥胖症预防与控制指南》、《中国成人肥胖症防治专家共识》等，认为超重和肥胖及其导致的慢性疾病绝大部分是可以预防的，同时也强调对于超重和肥胖的防治不单纯是个人的问题，还必须引起全社会的关注以及获得政府的重视并付诸政策支持。只有这样，才有可能在全社会成功地防治肥胖。医护人员向广大人群适时开展健康教育是防治超重和肥胖的重要措施，而向人群传播有关肥胖的防治知识和技能，让他们进一步产生健康信念，从而形成有利于保持健康体重的行为和生活方式，则是针对超重和肥胖症健康教育的基本内涵。

　　诚如美国《2013 成人超重和肥胖管理指南》编委会联合主席、路易斯安那州州立大学 Donna H. Ryan 教授在发布会上所说，目前大部分初级保健医务人员没有接受过肥胖病因、发病机制的培训，对肥胖的诊断和治疗也知之甚少，对体重管理的理解存在误区，需要为初级保健医务人员提供可用于帮助患者的权威信息。因此，健康教育不仅是针对一般人群的教育，其对象还包括医护人员等健康教育工作者本身。在实际工作中，医师、护师、营养师、理疗师、药剂师及心理专家等专业人员都是健康教育的实施者，不同专业人员参与实施不同专业领域的健康教育，可促使健康教育的内容更丰富、更完整。

本书介绍了针对超重和肥胖症人群健康教育的基本方法和内容，系统阐述了有关肥胖症的易患因素、肥胖症的危害、肥胖症的评估以及肥胖症的干预策略，尤其强调减重治疗应从改变生活方式开始，重点介绍了饮食干预、体力活动和行为辅导等有效的减重方法。本书分为正文部分和非正文部分，正文部分的内容较通俗易懂，方便一般人群对于超重和肥胖及其防治的认识和理解，非正文部分采用链接的形式，对超重和肥胖相关的专业知识点进行延伸或深入的解释，主要供健康教育工作者阅读，有助于拓展和深化健康教育工作者相关的专业知识，以便更好地开展针对超重和肥胖症人群的健康教育，让更多的人群从中获益。

本书由尹岱女士提供封面设计，并为全书绘制了插图，使得本书相关内容更加形象生动。在此，特表示谢意。

由于作者水平和时间所限，书中内容难免存在诸多疏漏和不足，恳请读者不吝赐教和指正。

尹仕红

2016 年 11 月

目　　录

第一章　肥胖症概述

一、肥胖症的定义

　　肥胖，在医学上称为肥胖症（obesity），也称脂肪过多症，是由遗传和环境因素共同作用引起的体内脂肪积聚过多和（或）分布异常，并常伴有体重增加的慢性代谢性疾病。

　　世界卫生组织（WHO）将肥胖定义为可能导致健康损害的异常或过多的脂肪堆积。

　链接：脂肪组织

　　脂肪组织是由大量脂肪细胞组成的一种特殊结缔组织。根据脂肪细胞结构和功能的不同，脂肪组织分为两类：

　　① 白色脂肪，即通常所说脂肪，主要分布于皮下、腹腔等处，女性含白色脂肪组织更多，具有贮存脂肪、保持体温等作用。

　　② 棕色脂肪，呈棕色，在成人分布很少，分布在肩胛间区、腋窝及颈后部等处，棕色脂肪血液供应丰富，其主要作用在于分解脂肪，产生热量。

　　随年龄增长，棕色脂肪组织分布减少，而白色脂肪组织可能会逐渐增多。

　　通常，根据体重指数(Body Mass Index，BMI)(体重/身高^2，kg/m^2)对肥胖程度进行划分,按照中国的标准,体重指数 24.0～27.9 为超重，≥28.0 为肥胖。

　　超重是一种由正常体重向肥胖发展的中间状态。超重者体内的脂肪堆积已明显超过正常,如果不加以干预就会引起肥胖。

超重和肥胖是多种疾病的危险因素,包括 2 型糖尿病、心脑血管疾病(高血压、血脂异常、心脏病、脑卒中)、呼吸系统疾病(睡眠呼吸暂停等)、消化系统疾病(胆囊疾病等)、肌肉骨骼疾病(骨关节炎等)及某些癌症(子宫内膜癌、乳腺癌、结肠癌)等。

肥胖症按其病因可分为原发性和继发性,临床所见大多为原发性,本指导讨论内容主要针对成人原发性肥胖症。

 链接:肥胖 ≠ 体重增加

影响体重的因素包括骨骼、肌肉、脂肪、水分等。肥胖是指体内脂肪过多,包括脂肪细胞体积增大和细胞数量增加,体脂占体重百分比增加。但诸如骨骼过大、肌肉发达、水肿等都可引起体重增加,并非肥胖。

二、肥胖症流行病学

无论发达国家或发展中国家,肥胖症的患病率和发病率都在迅速增长。WHO 2005 年报告估计全球约 16 亿成人超重,4 亿成人肥胖。而 WHO 2014 年的数据显示,全球共有超过 19 亿成人超重,超过 6 亿人肥胖。在既往统计中,美国成人超重率达 50%,肥胖检出率达 22%,欧洲成人肥胖率约为 15%。我国在 2002 年"中国居民营养与健康状况调查"中发现,我国成人超重率为 22.8%,肥胖率为 7.1%。2015 年国家卫生计生委组织相关专业机构完成的"中国居民营养与慢性病状况报告(2015 年)"表明,2012 年全国 18 岁及以上成人超重率为 30.1%,肥胖率为 11.9%,分别比 2002 年上升了 7.3 和 4.8 个百分点,增加幅度分别为 32.0% 和 67.6%。超重和肥胖是引发高血压、糖尿病、心脑血管疾病等慢性病的重要危险因素,对居民的身心健康及生活质量造成了严重不良影响。肥胖已成为全球性严重影响健康的流行病,对超重与肥胖症的健康教育和防治刻不容缓。

三、肥胖症的分类

（一）根据病因分类

1. 原发性肥胖

原发性肥胖也称单纯性肥胖，占肥胖总人数 95%以上，指找不出可能引起肥胖的特殊原因的肥胖症，无内分泌代谢系统疾病。一般认为在遗传基础上由于能量摄入过多和（或）消耗过少而引起。

原发性肥胖又可分为体质性肥胖和获得性肥胖。

① 体质性肥胖（幼年起病型肥胖）：常有肥胖家族史，自幼肥胖，主要是脂肪细胞数量增生，成年后仍有肥胖倾向。

② 获得性肥胖（成年起病型肥胖）：常成年起病，由于营养摄入过多，体力活动过少，脂肪细胞体积肥大而无数量增生。

2. 继发性肥胖

继发性肥胖占肥胖总人数 5%以下，常有比较明确的病因，多见于内分泌代谢系统疾病。常见继发性肥胖症的病因有：

① 下丘脑病变：下丘脑除了调控内分泌腺体分泌外，还与人体的进食、睡眠、体温及植物神经功能等有关。与进食有关的食欲中枢包括饱食中枢与摄食中枢，分别控制人的饱胀感和饥饿感，当炎症、外伤、肿瘤等引起下丘脑食欲中枢受损，如饱食中枢受损时，病人缺乏饱感，食欲亢进，容易发生肥胖，并常伴有内分泌功能紊乱等，称为下丘脑综合征。

② 垂体病变：如垂体瘤分泌过多促肾上腺皮质激素（ACTH），导致肾上腺分泌过多皮质醇引起肥胖；垂体受压引起甲状腺功能减退，甲状腺激素分泌减少而引起肥胖。

③ 肾上腺病变：如肾上腺皮质腺瘤或腺癌，分泌过多皮质醇，引起脂肪重新分布，导致向心性肥胖。

3

④ 甲状腺病变：如甲状腺功能减退，分泌甲状腺激素减少，引起代谢率低下，脂肪动员减少而导致肥胖。

⑤ 胰岛病变：如胰岛素瘤，分泌过多胰岛素，促进脂肪合成而引起肥胖。

⑥ 性腺病变：如多囊卵巢综合征，由于垂体促性腺激素分泌功能失调，女性卵巢不能有效排卵，并分泌过多雄激素，导致闭经和不孕，过多雄激素可促进胰岛素抵抗和高胰岛素血症，常伴肥胖。

⑦ 其他：如药源性肥胖，见于长期应用肾上腺糖皮质激素、某些抗抑郁药、胰岛素等。

 链接：基于皮肤特征和代谢状况的肥胖分类

正常代谢性肥胖：表现为白胖，肥胖均匀，皮肤白嫩，无明显代谢异常，激素水平正常，是典型的单纯性肥胖。这类肥胖者的健康水平较好，通过均衡饮食、加强运动等生活方式改变即可控制体重。

高代谢性肥胖：表现为红胖，皮肤菲薄，毛细血管增生，皮肤红，多汗怕热，腰围增大显著，代谢率较高，常伴高血压。这类肥胖者除了通过生活方式干预控制体重和缩短腰围外，还要对高血压等并发症进行药物治疗。

低代谢性肥胖：表现为黄胖，皮肤萎黄，缺乏弹性，皮肤下坠，并常处于倦怠、乏力的状态。由于甲状腺、性腺等激素水平分泌较低，代谢水平低，消耗较少，导致热量和脂肪积聚，内脏脂肪含量较高。对于这类肥胖者，需要及时检测甲状腺激素等内分泌激素水平。

异常代谢性肥胖：表现为黑胖，以皮肤过度角化、增厚和色素沉着为特征，尤其在患者颈部、腋下、腹股沟、肛周、脐窝等皱折部位皮肤粗黑，呈天鹅绒样增厚。这类肥胖者常伴胰岛素抵抗和肥胖性黑棘皮病。后者为假性黑棘皮病，由于胰岛素抵抗时形成高胰岛素血症，胰岛素有促进细胞增殖的作用，通过与人角质形成细胞和成纤维细胞上的胰岛素受体结合导致皮肤角质形成细胞和成纤维细胞过度生长，色素沉着，引起黑棘皮病。对于这类肥胖者，需要及时检测血糖、糖耐量及胰岛素水平等。肥胖性黑棘皮病随着体重下降，皮损会逐渐好转。

（二）根据肥胖程度分类

常用体重指数（BMI）判断超重及肥胖的程度，BMI 即为体重（kg）除以身高（m）的平方。研究表明，大多数个体的 BMI 与身体脂肪的百分含量（体脂%）有明显的相关性，能较好地反映机体的肥胖程度。

国际上通用 WHO 制定的体重指数界限值，即 BMI 25.0～29.9 为超重，BMI≥30 为肥胖，其中 BMI 30～34.9 为Ⅰ度肥胖，BMI 35～39.9 为Ⅱ度肥胖，BMI≥40 为Ⅲ度肥胖。

WHO 针对亚太地区人群特点提出亚洲成年人的体重指数界限值，即 BMI 23.0～24.9 为超重，BMI≥25 为肥胖，并且将 BMI 25.0～29.9 定义为Ⅰ度肥胖，BMI≥30 定义为Ⅱ度肥胖。

国际生命科学学会中国办事处中国肥胖问题工作组根据对我国人群大规模测量数据，提出对中国成人判断超重和肥胖的界限值，即 BMI 24.0～27.9 为超重，BMI≥28.0 为肥胖。

（三）根据脂肪的分布分类

1. 中心性肥胖

中心性肥胖也称腹型肥胖，脂肪主要分布在上腹部皮下和内脏，身体最粗的部位在腹部，多见于男性，由于其体型很像苹果，又称为苹果形肥胖、男性型肥胖。中心性肥胖发生代谢综合征的危险性较大。目前公认腰围是衡量脂肪在腹部堆积（即中心性肥胖）程度的最简单、实用的指标。腰围（Waist Circumference，WC）指腰部周径的长度，WHO 建议男性腰围＞94 cm，女性＞80 cm 作为肥胖的标准，但这一标准适宜于欧洲人群，对于亚太地区，建议男性＞90 cm，女性＞80 cm 作为肥胖的标准。但国内有研究显示，对于中国女性腰围＞85cm 可能是一个更为合适的标准。根据腰臀围比值（腰围/臀围），男性＞0.9，女性＞0.85，可确定为中心性肥胖。

2. 周围性肥胖

周围性肥胖也称臀型肥胖，脂肪分布基本均匀，脂肪主要分布在下腹部、臀部和股部皮下，臀部脂肪堆积明显多于腹部，身体最粗的部位在臀部，多见于女性，由于其外观体型很像鸭梨，又称梨形肥胖、女性型肥胖。

第二章　肥胖症健康教育

超重和肥胖率正逐年升高。如何引导大众采纳健康的生活方式以避免肥胖？如何减少肥胖对于健康的危害？这都需要开展广泛的健康教育。这种健康教育不仅仅是告知人们有关肥胖的知识，更重要的是促使人们摒弃可能引起肥胖的行为习惯，而采纳有益于健康的生活方式。

一、健康教育的定义

健康教育（Health Education）是指在调查研究的基础上通过信息传播和行为干预等手段，帮助个体和群体掌握卫生保健知识，树立健康观念，自愿采纳有益于健康的行为和生活方式，消除或减轻危险因素的一系列教育活动。

健康教育以传播健康知识为基础，以改变个体和群体的行为为目标。知识是基础，但知识转变为行为尚需要一定的条件，而健康教育就是促进知识转变为行为的重要条件。

注意健康教育与卫生宣传和健康促进之间的关系。

健康教育是在卫生宣传基础上发展起来的，卫生宣传是健康教育的重要手段。而健康教育又是健康促进的重要组成部分，健康教育必须以健康促进战略思想为指导，并得到健康促进的支持。

 链接：健康教育不同于卫生宣传和健康促进

卫生宣传是一种卫生知识的单向传播，传播对象比较泛化，侧重于人们知识的积累，不太重视信息反馈和结果。但卫生宣传是健康教育的重要措施，健康教育是在卫生宣传基础上发展起来的。

> 健康促进指运用行政的或组织的手段，广泛协调社会各相关部门以及社区、家庭和个人，使其履行各自对健康的责任，共同维护和促进健康的一种社会行为和社会战略。健康促进侧重在行政和环境方面为健康教育提供支持。健康教育是健康促进的重要组成部分，健康促进需要健康教育推动和落实。
>
> 健康教育侧重于通过干预措施改善人们的健康相关行为。健康教育以卫生宣传为基础，以健康促进的战略思想为指导和支持，促进人们行为和生活方式的改变。

二、健康教育的分类

健康教育的范围十分广泛，可以从三个方面进行分类。

① 按健康教育的业务技术或职责分类：健康教育可分为健康教育管理、健康教育的组织与实施、健康教育的计划设计、健康教育人才培养、健康教育的效果评价等。

② 按健康教育的目标人群或场所分类：健康教育可分为社区健康教育、农村健康教育、医院健康教育、学校健康教育、职业人群健康教育等。

③ 按健康教育的目的或内容分类：健康教育可分为疾病健康教育、营养健康教育、不同人生阶段的健康教育、心理健康教育、生殖健康教育等。

三、健康教育的意义

1. 科学意义

健康教育是医学科学发展的必然结果。医学要改善人群健康相关行为的需要，促使医学与行为科学、传播学、管理科学等学科结合而产生新的学科，健康教育得以成为一个新的专业领域。例如，肥胖引起糖尿病，进一步导致冠心病、脑卒中等疾病，医学科学可以解决这些疾病的诊断和治疗问题，但如何告知人们避免肥胖，如何干预人们的不良生活习惯，就需要其他学科参与了。

2. 社会意义

健康教育是目前人类战胜疾病的主要方法之一，是人类与疾病作斗争的客观需要。在影响人群健康和疾病的因素（环境因素、行为和生活方式因素、生物遗传因素、医疗卫生服务因素）中，行为因素最为活跃，也相对容易发生变化。改变人的行为就可能避免疾病的发生，这是健康教育走到疾病防治第一线的根本原因。例如，通过健康教育，人们如果改变可能引起肥胖的不良生活习惯和行为，就可能避免肥胖的发生，进一步就可能避免冠心病、脑卒中等疾病的发生。

3. 经济意义

健康教育是解决人们提高健康水平的愿望与卫生资源有限之间矛盾的有效方法。无论在发达国家还是发展中国家，卫生费用都呈上升趋势。造成卫生费用增长的根本原因依然是人类疾病谱的变化以及人口的老龄化。多数慢性非传染性疾病如糖尿病、高血压等尚无有效的治愈方法，一旦诊断就需要终身服药。随着科技的进步，人们不断合成新的药物和发明新的诊断仪器来诊治疾病，而这些新的药物和设备通常都较昂贵，因此，卫生资源有限与人们对医疗服务的期望之间产生矛盾。世界卫生组织和各国政府与专家看到了预防疾病的发生是解决这一尖锐矛盾的良策。通过健康教育来改善人们的健康相关行为，从而降低一些慢性非传染性疾病的发病率和患病率、提高人群生存质量的方法，是代价最小，并最可能在当前取得实效的措施。因此，在初级卫生保健工作中，医学专家和卫生经济学专家将健康教育列为首要措施。例如，当肥胖已经引起了冠心病、脑卒中等相关疾病时，将会耗费大量的卫生资源和医疗费用，而当个体还处在超重状态时，即进行健康教育和行为干预，就可避免肥胖的发生，并可能进一步避免冠心病、脑卒中等疾病的发生，从而，不仅节省了卫生费用，也改善了健康状况，提高了生存质量。

四、健康教育的对象

1. 健康人群

健康人群可能认为距离疾病太遥远,因此,对健康教育缺乏需求。对于这类人群的健康教育侧重于卫生保健知识,帮助他们继续维持良好的生活方式并保持健康,远离疾病。

2. 高危人群

高危人群指那些目前尚健康,但存在某些致病危险因素的人群。对于这类人群的健康教育侧重于预防性健康教育,如有肥胖危险的人群经常监测体重等。

易患肥胖症的高危人群:① 有肥胖家族史者;② 喜欢吃高热量、高脂肪食物或喜欢吃零食者;③ 生活不规律,经常有应酬者;④ 不喜欢运动,从事办公室工作者;⑤ 在孕期、哺乳期、绝经期、中老年期者等。此外,吸烟者戒烟后也可能会出现体重增加的情况,这可能与戒烟后吃零食增多等因素有关,也成为高危人群。

3. 患病人群

患病人群包括各种急、慢性疾病患者,如肥胖症以及肥胖引起的心脑血管病患者。对这类人群的教育侧重于配合疾病治疗的教育以及康复知识的教育。

4. 病人家属及照顾者

病人家属及照顾者担负着照护病人的重任。一方面,健康教育提高他们照护病人的知识和技能,另一方面,家属及照顾者由于长期照护病人,容易疲惫甚至厌倦,健康教育也指导他们维护好自己的身心健康。

此外,健康教育的对象还包括医务工作者本身。在实际工作中,医师、护师、营养师、理疗师、药剂师及心理专家等专业人员都是健康教育的实施者。不同专业人员参与实施不同专业领域的健康教育,能促使健康教育的内容更丰富、更完整。

但是，由于相关疾病不断有新的进展和防治措施的变化，参与健康教育的专业医务人员首先必须更新相关知识，才能正确指导一般人群防治疾病的知识而不至于产生误导。

由于人群的文化差异较大，并且在对待健康和疾病方面可能存在着不同程度的错误观念，因此，健康教育更需要因人而异，以健康教育的对象为中心，采取更多灵活的方式传播健康知识，促进健康行为。

五、健康教育的方法和内容

健康教育的基本内涵是获取知识、产生信念、形成行为。获取知识是基础，产生信念是动力，形成行为是目标。其核心是提倡有益于健康的行为和生活方式。

（一）传播知识和技能

针对肥胖症的健康教育，需要让教育对象认识到与肥胖有关的危险因素以及肥胖的危害，指导教育对象检测体重、腰围等技能，帮助教育对象确定是否超重或肥胖，指导教育对象采纳有益于保持健康体重的生活方式，摒弃不良生活习惯，从而避免肥胖的发生或减少肥胖对健康的危害。

传播知识和技能的方法有很多种类，也可以综合采用。

① 语言教育法：包括讲授法、小组讨论法、谈话法等。利用口头教育方法，简便易行，具有较大的灵活性。

② 文字教育法：通过一定的文字传播媒介达到教育目的的方法，如标语、传单、手册等。要求教育对象有一定阅读能力。

③ 形象教育法：利用形象艺术创作健康教育的宣传材料，以实物、标本、模型、图画等传递健康信息，如宣传画等。

④ 实践教育法：通过指导教育对象的实践操作达到掌握相关技能的方法，如指导教育对象测量体重、血压等。

⑤ 多媒体教育法：利用现代化的声、光等多媒体设备向教育对象

传送健康信息的方法，如以广播、电视、幻灯、网络等为工具开展的健康教育。

也可将口头、文字、形象、多媒体、实践等多种健康教育方法适当配合，综合应用，形成综合教育方法，如开展健康教育展览或健康教育知识竞赛等。

（二）产生健康信念

健康信念即人如何看待健康与疾病。健康信念的形成是人们接受劝导、改变不良行为、采纳健康行为的关键。

人的行为是心理活动的结果，而决定人们采取某种行为的最直接的心理活动就是知觉、态度和信念。

知觉是对客观事物的整体认识，如一个人是否能够认识到饮食过多和运动过少会引起肥胖。态度是一种心理倾向，指人们对一件事物或一个人的看法。信念是态度的强化，是一种稳定的心理倾向。

与行为转变紧密相关的健康信念包括：

① 感知到疾病的易感性，即个体认识到不健康行为导致出现疾病的可能性。如人们通过参加健康教育活动了解到进食过多高热量、高脂肪食物会导致肥胖。

② 感知到疾病的严重性，即个体认为疾病会带来多大程度的身体、心理和社会的危害。如人们认识到肥胖更容易导致糖尿病，肥胖可能产生自卑心理，也可能会限制社交活动等。

③ 感知到健康行为的益处，即个体认识到采纳健康行为和改变不良行为可能带来的好处。人们在健康教育活动中，通过相互交流，发现那些成功减肥的人不仅健康状态得到改善，如原有的血糖升高也逐渐恢复到正常水平，而且更有自信参加社交活动，也更容易买到自己喜爱的衣服等，这些都是减肥带来的好处。

④ 感知到行为转变的障碍，即个体感知到行为改变可能付出的代价，如时间花费、经济负担等。当人们准备转变自己的行为以防治肥胖的时候，也发现有很多因素会成为行为转变的阻力和障碍。如需要花费时间和金钱去参加健康教育活动，去医院评估自己是否超重或肥胖，控

制饮食会使食欲的满足感有所削弱,有些减肥药物还可能产生副作用等。

（三）形成健康行为

当人们感知到行为转变的好处大于坏处时，就会使行为的转变成为可能，从而采纳有益于健康的行为，改变不良的生活习惯。

与健康和疾病相关的行为包括促进健康行为和危害健康行为。

1. 促进健康行为

促进健康行为指有益于自身和他人健康的行为。例如：

① 基本健康行为：指日常生活中有益于健康的基本行为，如平衡膳食、积极锻炼、适量睡眠等。

② 戒除不良嗜好的行为：如戒烟、不酗酒等。

③ 预警行为：指对可能发生危害健康的事件预先给予警示，如驾车使用安全带等。

④ 避开环境危害的行为：如离开污染的环境等。

⑤ 合理利用卫生服务的行为：如求医行为、遵医嘱行为等。

2. 危害健康行为

危害健康行为指不利于自身和他人健康的行为。例如：

① 不良生活方式与习惯：如不合理饮食、缺乏锻炼等。

② 致病行为模式：指导致特异性疾病发生的行为模式，如表现为不耐烦和敌意的 A 型行为模式容易患心脑血管疾病。而表现为过分压抑和自我控制的 C 型行为模式可能与肿瘤发生有关。

③ 对待疾病的不良行为：指个体从患病到疾病康复过程中表现出来的不利于健康的行为，如讳疾忌医、不遵医嘱等。

④ 违反法律和道德的危险行为：指既危害个人健康，又影响社会秩序的行为，如药物滥用、性乱等。

当人们感知到减肥的好处大于坏处时，尽管减肥的过程会遇到很多的障碍，也会去克服困难，采纳有益于健康体重的行为，而改变不良的习惯和生活方式，取得期望的结果。

第三章　肥胖症的易患因素

原发性肥胖的病因尚未完全明确，目前认为遗传与环境因素共同作用引起肥胖。遗传与环境因素对肥胖的形成同等重要。

一、遗传因素

多项研究表明原发性肥胖具有遗传倾向，肥胖者的基因可能存在多种缺陷。父母体重均正常者的子女，其肥胖概率约为10%，父母之一为肥胖者，其子女肥胖概率为50%，而双亲肥胖的子女肥胖概率可高达 80%。人群的种族、性别不同和年龄差距对肥胖的易感性不同。遗传因素对肥胖形成的作用占 20%～40%。

但对于原发性肥胖而言，至今未能确定其遗传方式，未发现确切的致病基因，推测原发性肥胖可能属于一种多基因遗传性复杂病。

 链接：单基因遗传病与多基因遗传病

遗传病分为基因病与染色体病。基因病分为单基因病和多基因病。

单基因病指因单个基因的突变或缺失引起的遗传病，又称孟德尔遗传病，其遗传方式包括常染色体遗传、性染色体遗传，显性遗传、隐性遗传。

多基因病指遗传疾病的发生不是由一对等位基因决定的，而是由两对或两对以上等位基因共同作用而决定。多基因遗传病由多个基因的累加效应引起，除受基因作用外，还受环境因素的影响，又称多因子疾病，不符合孟德尔遗传规律。

链接：肥胖症相关基因举例

肥胖基因（OB）：定位于第 7 号染色体长臂，其表达产物是由167 个氨基酸组成的多肽激素，称瘦素（leptin），瘦素由脂肪细胞合成分泌。

瘦素受体基因（LEPR），又称糖尿病基因（DB）：定位于第 1号染色体短臂，其表达产物为瘦素受体，主要分布于下丘脑等。瘦素通过作用于下丘脑瘦素受体在调节食物摄取、维持能量平衡方面起着重要作用，可以抑制进食，增加能量消耗。

鸦片-黑素-促皮质原基因（POMC）：定位于第 2 号染色体短臂，编码的蛋白质是一种前激素原，分解成促肾上腺皮质激素和促黑素细胞激素。

激素原转化酶-1 基因（PC1）：定位于第 5 号染色体长臂，编码一种蛋白酶，将激素原转化为激素。

黑皮素 4 受体基因（MC4R）：定位于第 18 号染色体长臂，由POMC 衍生的 α-MSH 在下丘脑与 MC4R 结合，产生调节食欲等生理效应。

过氧化物酶增殖物激活受体 γ 基因（PPAR-γ）：PPAR-γ 基因位于 3 号染色体短臂，编码的蛋白质是一类核受体，PPAR-γ主要分布于脂肪组织，参与糖脂代谢的调节。

脂肪量与肥胖相关基因(FTO)：定位在第 16 号染色体上，FTO基因编码一种核酸去甲基化酶，这种去甲基化作用可能调节了某些代谢相关基因。FTO 基因有分别来自父母的各一个副本，FTO基因变异者，如两个副本均变异，其肥胖几率比无变异副本的人高出 70%之多。

二、生活习惯因素

1. 进食过量

饮食直接影响营养的摄入量，饮食结构和饮食习惯与肥胖的形成有关。

食物中的营养物质主要包括糖类、脂类和蛋白质类。一般认为，高脂肪、高热量饮食是引起肥胖的重要因素。体内过多的热量即以脂肪形式储存,尤其是白色脂肪是体内过剩热量的主要储存组织。因此,限制总能量和脂肪摄入量是控制体重的基本措施。

在一项由 197 名女性和 129 名男性参与的调查研究中,调查了两种饮食结构,即以红肉、家禽、成品肉、精制谷物及甜点为主的"西式型"饮食,和以蔬菜、水果、非氢化脂肪、鱼和海产品为主的"清淡型"饮食,结果发现,在没有肥胖家族史的人群中,"清淡型"饮食与体重指数呈显著的负相关。高脂肪、高热量饮食者进食蔬菜、水果较少。

加糖饮料尤其是二氧化碳软饮料可能是超重和肥胖症流行的关键因素,研究表明,无论儿童或成人摄入加糖饮料与超重及肥胖之间呈显著的正相关。因此,应将减少含糖饮料的消费作为健康生活方式的一部分。

饮食习惯也可影响肥胖。不吃早餐会导致午餐和晚餐摄入食物较多。晚餐进食过多而相对运动较少,多余的能量在体内转化为脂肪而储存。有报道,喜吃零食、甜食是原发性肥胖的独立危险因素。还有暴饮暴食、进食时间无规律也与肥胖有关。肥胖者进食速度一般较快,而缓慢进食时,通过大脑摄食中枢的调节,会较早出现饱感而减少进食。快餐食品常常富含高脂肪和高能量,而其他营养素较低,经常食用会导致肥胖。印度在对 12～18 岁学生的调查中发现,不适当的饮食习惯如快餐食品,与当地肥胖的高患病率有关。

2. 体力活动过少

由于社会的快速发展,职业性体力活动和家务劳动量减轻,人们处于静态生活的时间增加。坐着看电视或应用电脑是许多人主要的业余休闲方式,成为发生肥胖的主要原因之一。

久坐与肥胖的关系越来越受到重视。研究发现,每日坐着看电视 4 小时以上的女性发生肥胖的倾向比 1 小时以下的女性高 2 倍。在对城市和乡村的老年人群调查中发现,乡村老年人更习惯于久坐的生活方式(每周散步少于 2 次),而他们的体重指数和腰围相比城市老年人均显著增大。

有些原来喜爱运动的人群在停止经常性运动锻炼后未相应地减少能量摄入，也可导致多余的能量以脂肪形式储存。当然，因为疾病或者肢体残疾而使体力活动受限，也会引起肥胖。

此外，有些环境因素影响了人们增加活动的努力，如有朋友或家人居住在步行街可促使人们步行，而环境缺乏安全则限制了人们的步行。

3. 其他不良生活习惯

有些研究表明，吸烟者比不吸烟者和已戒烟者 BMI 低。但也有研究发现男性吸烟者腰围明显高于非吸烟者，因此肥胖者吸烟可能进一步促进中心性肥胖，甚至吸烟也使女性增加呈中心性肥胖的趋势。戒烟后体重增加可能与静息能量消耗减少有关，但更主要的原因可能是饮食行为发生的改变，比如为了替代吸烟而增加了零食和甜食的摄入，从而引起肥胖。

每克酒精在体内可提供 7 kcal 的热能，并且饮酒时常常伴有高脂肪高蛋白饮食，进一步增加热量的摄入，可能与肥胖有关。但有研究发现，女性饮酒与 BMI 呈负相关，而在男性中则无这种关联，这可能与饮酒时伴随的饮食行为差异有关，比如男性饮酒时可能会进食更多的高脂肪食物，使其摄入的热量更高，从而导致肥胖。

睡眠时间和肥胖之间可能有重要的联系。以往人们常认为太长的睡眠可因机体长期处于抑制状态，而导致能量消耗降低使体重增加。但睡眠不足也可能会诱发肥胖。多数针对儿童的研究显示睡眠时间与肥胖呈线性负相关，如在学龄前儿童，随着睡眠时间的减少，肥胖的发病风险逐渐上升。而在青春期则与成人相似，睡眠时间与 BMI 呈现 U 形关系。一项针对美国少数民族的研究发现，在 40 岁以下的受试者，与睡眠时间 6~7 小时相比，≤5 小时组与更高的 BMI 以及更多的皮下脂肪组织及内脏脂肪组织堆积相关，而睡眠≥8 小时组同样有更高的 BMI 以及更多的皮下及内脏脂肪组织堆积，但对于 40 岁以上的受试者，睡眠时间与脂肪沉积之间则无显著相关。

三、心理社会因素

心理社会因素也与肥胖的发生发展密切相关，并且在肥胖形成后又会进一步产生心理社会方面的影响。

个体对自己身体的主观评价可影响进食。如自觉不够苗条者常会过分减食，而觉得自己不够丰满者可能会出现贪食症。据报道厌食者倾向于关注与体重和体型有关的信息，贪食者倾向于关注与食物有关的信息。情绪改变可能通过影响饮食而导致肥胖，研究发现抑郁等负性情绪者贪食行为也较多，贪食发作时难以控制。也有发现人们在焦虑、紧张时有可能通过大量进食来宣泄情绪，但大量进食只能暂时缓解焦虑，之后又会对自己的暴饮暴食而产生负疚和抑郁情绪。与肥胖有关的行为方式主要体现在饮食及运动行为方面，"看见别人进食自己也想吃"最有利于肥胖的发生，说明摄食心理比摄食行为更能影响肥胖的发生。

家庭是社会环境中最基本的单位。在家庭中父母对体重及身材的看法、父母的饮食行为、父母的个性、父母管教子女的方法以及家庭成员的关系等都会对子女肥胖与否产生影响。研究发现尤其是母亲对待饮食的态度和行为对子女的影响可能更大。婴儿可因多种原因而啼哭，饥饿只是其中原因之一，而父母常误认为只要婴儿啼哭就与饥饿有关，所以每当婴儿啼哭就立即喂奶，使婴儿难以学到什么是饥饿什么是其他难过的辨别，久而久之，孩子就常采用进食的方式来应对不良的情绪。此外，在孩子幼童时期，父母对孩子良好行为的奖励或对不良行为的惩罚多以提供或剥夺美味食品为主，这在孩子的心理上容易形成一种定势，结果导致进食量超过孩子的需要量，而促进肥胖的形成。

社会经济状况对体重的影响与人们对肥胖的认识有关，比如经济收入较低层认为肥胖有益，才会被社会认可，而经济收入较高层则认为肥胖不利于健康。有研究发现，女性肥胖受社会经济地位影响较大，男性和儿童受到的影响较小。社会文化可能影响人们对自身体重和肥胖的看法。大众传媒对社会崇尚的理想体型起着重要的渲染作用，尤其是女性对社会文化宣传的认同程度很高。这种社会文化的影响使更多的人对自己的身体形象不满意，容易产生抑郁等负性情绪，而抑郁等负性情绪又可能导致贪食行为，进而促进肥胖或使减肥失败。此外，传媒广告对广大人群尤其儿童的饮食模式起着重要的影响作用，广告宣传的方便食品和快餐食品大多为高脂肪、高能量食品，在一定程度上促进了消费人群超重和肥胖的发生。

 链接：社会因素与肥胖

　　政策、新闻媒体、文化传统以及科教宣传等，对人们的膳食选择和体力活动都会产生很大影响。新闻媒体（包括电视、广播和印刷的宣传材料）在现代消费群体中有举足轻重的作用。媒体广告对消费群体的饮食模式的影响甚至起着第一位的作用。然而，目前广告中宣传的某些食品对消费者饮食行为的误导应当引起国家有关部门及广大消费者的重视，有关部门对广告宣传应严格规范和管理。

　　关于遗传和环境因素引起原发性肥胖的发病机制尚未明确。目前人们较重视的发病机制包括脂肪组织的调节作用以及一些细胞因子、炎性因子的参与等。

　　人类的祖先为了适应饥饿的环境，逐渐形成了储存剩余能量的能力，在长期进化过程中，遗传选择了这种储存能量的关联基因使人类在食物短缺的情况下生存下来。而在食物供应丰富的现代社会，如果我们仍然遗传这种基因，把消耗不掉的热量变成脂肪储存起来就会引起肥胖。

　　根据储存能量的部位，人体组织分为无脂组织和脂肪组织，无脂组织中能量以糖类和蛋白质的形式储存，在脂肪组织中能量以甘油三酯的形式储存。

　　人体脂肪组织分为白色脂肪和棕色脂肪，白色脂肪是储能组织，主要分布于皮下组织和内脏周围，将过多的能量以甘油三酯的形式储存于脂肪细胞内。棕色脂肪组织分布于肩胛间区、颈背部、腋窝等，棕色脂肪组织量明显低于白色脂肪，且随年龄增加逐渐减少。棕色脂肪细胞内含有脂肪小滴和线粒体，构成产热系统，类似一个"产热器"，当机体进食或寒冷时大量产热。肥胖者的棕色脂肪组织功能低下。

肥胖是脂肪细胞过多或过大所致。人体在 1 岁以内和青春期之前脂肪细胞的增生和分化达到最高水平，说明这两个时间是形成肥胖的敏感时期。

以往认为，成年后脂肪细胞数量不再增加，但近年研究发现，营养状况，一些激素如生长激素、糖皮质激素、甲状腺激素、胰岛素和一些细胞因子可促进前脂肪细胞增生和分化为成熟的脂肪细胞。但短期内出现体重的迅速增加往往是脂肪细胞体积增大的结果，而非脂肪细胞数量的增多，同样，迅速的体重减轻也是由于脂肪细胞体积的缩小而非数量改变。

第四章　肥胖症的危害

肥胖可引起一系列相关疾病，如糖尿病、心血管疾病等。尤其是中心性肥胖比周围性肥胖具有更高的发生疾病的危险。

血压高、血糖高、血清总胆固醇高、血清甘油三酯高、血清高密度脂蛋白胆固醇低是动脉粥样硬化的主要危险因素。研究表明，BMI≥24 kg/m^{2}者，具有 2 项及 2 项以上主要危险因素的危险是正常体重者的 3～4 倍。BMI≥28 kg/m^2 的肥胖者中 90%以上患有上述疾病或有主要危险因素聚集。男性腰围≥85 cm，女性腰围≥80 cm 者，有 2 项及 2 项以上主要危险因素聚集的危险是腰围低于此界限者的 4 倍以上。

世界卫生组织对肥胖者发生疾病的危险度进行了评估，说明了肥胖对这些疾病的影响程度（表 4-1）。相对危险度是指肥胖者发生疾病与正常体重相比的危险倍数。其中相对危险度大于 3 表明肥胖发生疾病的危险最大，危险度 2～3 为中度危险，危险度 1～2 为轻度危险。

表 4-1　肥胖者发生疾病的相对危险度

高度危险 （相对危险度＞3）	中度危险 （相对危险度2～3）	轻度危险 （相对危险度1～2）
2 型糖尿病	冠心病	肿瘤（结肠癌、子宫内膜癌、乳腺癌、前列腺癌等）
胆囊疾病	高血压	
血脂异常	骨关节病	多囊卵巢综合征
代谢综合征	高尿酸血症和痛风	生育功能受损
哮喘	脂肪肝	腰背痛
睡眠呼吸暂停		麻醉并发症

一、肥胖与内分泌代谢系统疾病

1. 糖尿病

糖尿病指由于胰岛素的分泌缺陷和（或）作用缺陷引起以高血糖为特征的慢性内分泌代谢性疾病，临床上常引起多饮、多尿、多食和体重减轻，并且，长期存在的高血糖，导致机体组织尤其心脑血管、肾、眼、神经的慢性损害和功能障碍，糖尿病病情严重时还可发生酮症酸中毒等急性代谢紊乱。

糖尿病分为 1 型糖尿病、2 型糖尿病、特殊类型糖尿病和妊娠糖尿病，临床所见大多为 2 型糖尿病。

在 2 型糖尿病的发病危险因素中以肥胖最为重要。中国肥胖问题工作组根据我国人群大规模的测量数据发现，BMI ≥ 24 kg/m^2 者患糖尿病的危险是正常体重者的 2～3 倍。男性腰围 ≥ 85 cm，女性腰围 ≥ 80 cm 者患糖尿病的危险是腰围低于此界限者的 2.5 倍。

同时，肥胖的维持时间越长，演变为 2 型糖尿病的危险性越高。一项研究表明，BMI 30 持续 10 年以上发生 2 型糖尿病的危险比肥胖持续时间少于 5 年者高出 2 倍多。

中心性肥胖比周围性肥胖更可能演变为 2 型糖尿病。研究发现，腰围与 2 型糖尿病有很好的相关性。尤其发现通过 CT 测定腹内脂肪堆积与 2 型糖尿病的关系比腹部皮下脂肪更为密切。我国的普查表明，无论在什么地区，体重指数和腰围随年龄增加以及血糖的升高而增加。南方人虽然大多体形较北方人小，但如果腰围明显增大，同样容易发生 2 型糖尿病。

肥胖会加剧 2 型糖尿病慢性并发症的发生和发展，尤其是促进糖尿病血管并发症的发展，如心血管病变、肾脏病变及视网膜病变等。

此外，肥胖还会影响糖尿病的治疗效果，降低药物的降糖效果。

由正常血糖发展到糖尿病，常经历一个中间阶段，称为糖尿病前期（既往叫糖调节受损，指血糖较正常人高，但未达到糖尿病诊断标准的一种病态，包括空腹血糖受损和糖耐量减低）。糖尿病前期可以通过干预恢复到正常状态，也可以进一步发展成为糖尿病。目前，对于糖尿病前期和血糖正常性高危人群统称为糖尿病高危人群。

 链接：糖尿病高危人群

　　糖尿病高危人群指糖尿病发病风险增高的人群，包括血糖正常性糖尿病高危人群及糖尿病前期人群。

　　血糖正常性糖尿病高危人群指 18 岁以上成年人具有≥1 个下列高危因素者：① 年龄≥40 岁；② 一级亲属中 T2DM 家族史；③ 巨大儿（出生体重≥4 kg）生产史或妊娠糖尿病史的女性；④ 有糖尿病前期病史；⑤ 静坐的生活方式；⑥ 超重肥胖（BMI≥24 kg/m^2，男性腰围≥90 cm，女性腰围≥80 cm）；⑦ 高血压[SBP≥140 mmHg 和（或）DBP≥90 mmHg]；⑧ 血脂异常（HDL-C≤0.91 mmol/L 及 TG≥2.22 mmol/L）；⑨ 动脉粥样硬化性 CCVD 患者；⑩ 有一过性类固醇诱导性糖尿病病史；⑪ 多囊卵巢综合征患者；⑫ 严重精神病和（或）长期接受抗抑郁症药物治疗的患者。

　　在由正常血糖演变为糖尿病的进展过程中，肥胖引起的胰岛素抵抗（对胰岛素不敏感）起着重要的作用。因为肥胖患者的胰岛素受体数目减少和受体缺陷，使机体对胰岛素敏感性降低，葡萄糖的摄取和利用均下降，机体代偿性分泌过多的胰岛素引起高胰岛素血症以维持血糖的稳定，而当这一代偿过程超过机体的代偿极限就发展为糖尿病，最终使胰岛素的分泌逐渐减少。

 链接：胰岛素抵抗与高胰岛素血症

　　胰岛素是机体唯一能够降低血糖的激素，并且还能促进蛋白质和脂肪的合成代谢。正常空腹状态下，胰岛素分泌较少以防止出现低血糖，而在进餐后血糖升高时胰岛素分泌增加，通过促进肝脏、肌肉和脂肪组织对葡萄糖的利用以及抑制糖原分解以降低血糖。

　　胰岛素的敏感性是指胰岛素降低血糖的能力，胰岛素抵抗指胰岛素敏感性下降，亦即胰岛素作用的部位（肝脏、肌肉、脂肪组织等）对胰岛素的反应不敏感，表现为胰岛素促进肌肉、脂肪组织摄取利用葡萄糖的作用减弱，在肝脏表现为抑制肝糖原输出的作用减弱，使胰岛素不能发挥正常降低血糖的作用。

发生胰岛素抵抗后，早期胰岛 B 细胞尚能代偿性增加胰岛素的分泌以弥补其效应不足，称为高胰岛素血症，但随着病情发展，胰岛 B 细胞功能逐渐衰竭，血糖不可避免地升高，导致糖耐量减低和糖尿病。

2. 血脂异常

血脂异常通常指血浆中总胆固醇和（或）甘油三酯升高，俗称高脂血症，也泛指包括低高密度脂蛋白胆固醇血症（即高密度脂蛋白胆固醇降低）在内的各种血脂异常。临床上常进行简易的分型，包括高胆固醇血症、高甘油三酯血症、混合型高脂血症和低高密度脂蛋白胆固醇血症。

肥胖与脂代谢异常之间存在着密切联系，随着 BMI 指数的增大，人群总胆固醇（TC）、低密度脂蛋白胆固醇（LDL-C）、高密度脂蛋白胆固醇（HDL-C）、甘油三酯（TG）等血脂指标也相应变化。调查显示，肥胖人群血脂异常患病率明显高于正常体重人群。我国人群的汇总分析显示，BMI≥24 者血脂异常（甘油三酯升高）检出率为 BMI 在 24 以下者的 2.5 倍，BMI≥28 者血脂异常检出率为 BMI 在 24 以下者的 3.0 倍，BMI≥24 和 BMI≥28 者高密度脂蛋白胆固醇降低的检出率分别为 BMI 在 24 以下者的 1.8 倍和 2.1 倍。

 链接：血脂

血液中的脂质成分主要是胆固醇和甘油三酯。胆固醇和甘油三酯是疏水性的，必须和载脂蛋白结合成脂蛋白才能在血液中运输，脂蛋白包括乳糜微粒（CM）、极低密度脂蛋白（VLDL）、中密度脂蛋白（IDL）、低密度脂蛋白（LDL）及高密度脂蛋白（HDL）。

临床上检测的血脂项目通常包括 TG、TC、LDL-C、HDL-C四项。

TG 是血液中各种脂蛋白所含甘油三酯的总和，甘油三酯属于脂肪的化学结构，是机体储存能量和氧化供能的主要形式，甘油三酯可在激素敏感性脂酶、脂蛋白脂酶、肝脂酶等作用下分解为脂肪酸和甘油。

TC 是血液中各种脂蛋白所含胆固醇的总和，胆固醇主要用于合成细胞膜、甾体类激素等。

LDL-C 为低密度脂蛋白胆固醇，是血液中胆固醇含量最多的脂蛋白，LDL-C 将血液中的胆固醇运送到外周组织如血管壁沉积，是动脉粥样硬化的主要危险因素，又被称为"坏脂蛋白"。

HDL-C 为高密度脂蛋白胆固醇，可以将胆固醇运送到肝脏进行分解代谢，防止胆固醇沉积在血管壁而减少动脉粥样硬化，又被称为"好脂蛋白"。

肥胖引起的血脂异常特点包括 TG 升高，LDL-C 特别是小而致密的亚型（sLDL）升高，HDL-C 降低，尤其以高 TG 血症和低 HDL-C 血症较为突出。其中男性超重与肥胖者血脂异常的风险远高于同 BMI 水平的女性人群，可能与雌激素对血脂的保护性调节作用有关。

链接：雌激素对心血管系统的保护作用

雌激素主要由女性卵巢的内膜细胞及颗粒细胞分泌，在男性则可由雄激素代谢而产生，此外，还包括异黄酮类等植物雌激素以及人工合成的雌激素。

生物合成雌激素时，先由胆固醇经过转化生成雄激素，雄激素在芳香化酶的作用下生成雌激素，芳香化酶是雌激素生物转化的限速酶，主要分布在卵巢、睾丸、脂肪组织等。

雌激素主要促进女性生殖器官的发育和副性征的出现，此外，对代谢也产生重要的影响。雌激素具有改善血脂的作用，可降低血浆 LDL-C，升高 HDL-C，同时，改善胰岛素的敏感性，还能促进血管内皮一氧化氮介导的血管扩张等，因此，雌激素是重要的抗动脉粥样硬化的因素，对心血管系统具有保护作用。

此外，中心性肥胖者血脂异常更加严重，由于其内脏脂肪越多，游离脂肪酸产生增多，合成甘油三酯的原料也就越多。

肥胖引起血脂异常的机制尚不完全清楚。肥胖引起的胰岛素抵抗产生多种代谢紊乱。肥胖时，脂肪组织尤其是内脏脂肪中胰岛素抑制脂肪分解的作用减弱，脂肪组织产生大量的游离脂肪酸（FFA），血浆中 FFA 向肝脏输送并刺激肝脏进一步合成更多的甘油三酯。而另一方面，胰岛素抵抗使脂蛋白脂酶活性降低，使富含 TG 的脂蛋白（如 CM、VLDL）分解减少，加重了高甘油三酯血症。

 链接：致动脉粥样硬化性脂蛋白谱（ALP）

致动脉粥样硬化性脂蛋白谱，也称血脂异常三联征，指同时存在 TG 升高、HDL-C 降低和 sLDL 增多，这三种血脂异常同时存在时，发生动脉粥样硬化的危险性增高，容易导致心脑血管病等。

胰岛素抵抗状态下，胰岛素抑制脂肪的分解作用减弱，产生大量游离脂肪酸，在肝脏合成甘油三酯增多，引起高甘油三酯血症，含 TG 的脂蛋白（CM、VLDL）增多。

因甘油三酯增多，促进脂蛋白之间的脂质交换，在胆固醇酯转移蛋白作用下，CM、VLDL 中的 TG 向 LDL、HDL 转移，当 LDL 和 HDL 中的 TG 增加到一定程度被肝脂酶（HL）除去，形成颗粒小而密度大的 sLDL 和小 HDL，HDL 中的载脂蛋白解离，因此循环中 HDL 尤其是大颗粒的 HDL-2 亚型减少。TG 水平越高，脂质交换越活跃，生成的 sLDL 也越多。sLDL 颗粒小，更容易通过血管内皮细胞，促进动脉粥样硬化。

3. 其他内分泌代谢性疾病

肥胖影响儿童性发育。性发育受下丘脑-垂体-性腺轴的调节，肥胖可降低垂体前叶分泌细胞对刺激的反应性。促性腺激素分泌受到抑制使男孩青春期性发育延迟，生殖器发育迟缓，雄激素分泌减少，同时肥胖使脂肪组织的芳香化酶的活性增强，肥胖男孩在体态上呈现女性化倾向，乳房增大，会阴部脂肪堆积等。而女孩由于促性腺激素、雌激素等失调，可出现月经初潮提早、月经紊乱等。

肾上腺皮质产生的皮质醇增多可引起继发性肥胖。在原发性（单纯性）肥胖时，下丘脑-垂体-肾上腺轴的基础激素水平和昼夜节律是正常的，但反映糖皮质激素代谢产物的尿 17 羟皮质醇是增加的，说明皮质醇代谢增强，可能是由于脂肪组织中皮质醇过多所致。应用小剂量地塞米松抑制试验是鉴别原发性肥胖和皮质醇增多症的关键试验。

肥胖使垂体前叶分泌生长激素（GH）减少，这可能是由于肥胖时胰岛素分泌增多，促进肝脏产生大量生长激素释放抑制激素，使垂体分泌 GH 减少。临床观察到肥胖儿童虽然 GH 水平偏低，但并未出现明显生长障碍，可能因为胰岛素具有生长激素样特性，对 GH 分泌减少起到代偿作用。

二、肥胖与心血管系统疾病

（一）高血压

高血压指以体循环动脉压升高为主要表现的临床综合征，定义为收缩压≥140 mmHg 和（或）舒张压≥90 mmHg，长期的高血压可损伤机体重要脏器如心、脑、肾的结构和功能。

高血压分为原发性高血压和继发性高血压，临床上 90% 以上为原因未明的原发性高血压。

肥胖者的高血压患病率高，并且肥胖持续时间越长，发生高血压的危险性越大。我国调查分析表明，BMI≥24 和 BMI≥28 者高血压患病率分别是 BMI 在 24 以下者的 2.5 倍和 3.3 倍。据统计，体内脂肪每增加 10%，收缩压增加 6 mmHg，舒张压增加 4 mmHg。体重指数与收缩压之间的相关性更为明显。

 链接：代谢综合征

代谢综合征（Metabolic Syndrome，MS）指人体蛋白质、脂肪、碳水化合物等物质发生代谢紊乱的一组复杂症候群。MS 的中心环节是肥胖和胰岛素抵抗，MS 的组成成分包括肥胖、高血糖、高血压、血脂异常、高尿酸血症等，MS 比高血糖、高血压、血脂异常等单独任何一个疾病更容易发生心脑血管病。

目前我国对 MS 的定义为，具有以下 3 项或 3 项以上者即可确诊：① 腹部肥胖：腰围男性>90 cm，女性>85 cm；② 血 TG≥1.7

mmol/L；③ 血 HDL-C<1.04 mmol/L；④ 血压≥130/85 mmHg；
⑤ 空腹血糖（FPG）≥6.1 mmol/L 或糖负荷后 2 小时血糖（2hPG）
≥7.8 mmol/L 或有糖尿病史。

肥胖与高血压关系密切。肥胖时，胰岛素抵抗，血胰岛素水平升高，过多的胰岛素可以刺激交感神经兴奋，使心脏兴奋、外周血管收缩，从而使血压升高；胰岛素促进肾小管重吸收钠增加，引起水钠潴留，血容量增多；胰岛素还促进细胞外钙离子向细胞内转移，使血管平滑肌细胞内钙增加，加剧血管收缩，从而促进高血压的发生。

减重有利于血压降低，临床研究表明，肥胖者经体脂减轻后，50%～70%者血压下降，尤其收缩压下降更显著。

（二）动脉粥样硬化性心血管病

动脉粥样硬化性心血管病（Atherosclerosis Cardio Vascular Disease，ASCVD）是 2013 年提出的一个新概念，是指由动脉粥样硬化导致的缺血性的各种临床疾病，主要包括冠心病、缺血性卒中和外周血管疾病，其病理基础是动脉粥样硬化。

ASCVD 的主要危险因素包括：① 年龄与性别（男性 45 岁以上，女性 55 岁以上）；② 早发心血管病家族史（一级亲属中男＜55 岁，女＜65 岁发生冠心病等）；③ 肥胖；④ 吸烟；⑤ 高血压；⑥ 血脂异常；⑦ 糖尿病等。

如前所述，肥胖促进高血压的发生，高血压以及脂肪细胞分泌的一些炎性因子等各种危险因素损伤动脉内膜，脂质尤其是小而密的 LDL-C 经损伤的内皮细胞裂隙进入动脉内皮下层，刺激巨噬细胞吞噬该脂质，产生"泡沫"细胞，同时脂蛋白释出的脂质刺激纤维组织增生，共同构成粥样斑块，形成动脉粥样硬化，血管腔变狭窄，而一旦斑块脱落和血栓形成，就会阻塞血管，引起心肌梗死和脑卒中等。

1. 冠心病

由冠状动脉发生粥样硬化引起管腔狭窄或闭塞，导致心肌缺血缺氧或坏死而引起的心脏病。临床上分为：① 慢性冠状动脉病变，如稳定型心绞痛、缺血性心肌病和隐匿型冠心病等；② 急性冠状动脉综合征，包括不稳定型心绞痛、急性心肌梗死，也包括冠心病猝死。

据我国研究显示，体重指数增高是冠心病发病的独立危险因素，冠心病事件（急性心肌梗死、冠心病猝死等）的发病率随体重指数的上升而增高。尤其值得注意的是，腰围在预测冠心病方面是更危险的指标，当体重指数轻度升高而腰围增大显著时，冠心病的患病率和死亡率就已开始增加了。

 链接：冠心病分型

1979 年世界卫生组织将冠心病分为五型：① 隐匿型或无症状型冠心病；② 心绞痛；③ 心肌梗死；④ 缺血性心肌病；⑤ 冠心病猝死。

近年倾向于根据发病特点和治疗原则不同分为两类：① 慢性冠脉病；② 急性冠状动脉综合征。

 链接：急性冠脉综合征（Acute Coronary Syndromes，ACS）

ACS 指冠状动脉粥样硬化斑块破裂继发血栓形成，完全或不完全阻塞冠状动脉为病理基础的一组临床综合征，是冠心病病程中的严重事件，容易导致大面积心肌坏死甚至猝死。

ACS 根据心电图特点，分为：① 急性 ST 段抬高心肌梗死（STEMI）；② 非 ST 段抬高心肌梗死（NSTEMI）；③ 不稳定型心绞痛（UA）。

ACS 常表现为发作性胸痛、胸闷，且持续时间较长，常超过 10～20 分钟，可导致心律失常、心衰、休克，甚至猝死。

在上述类型中，检测血清心肌损伤标记物，STEMI 与 NSTEMI 常有 CKMB 升高≥正常 2 倍，而 UA 病例中 CKMB<正常 2 倍。

2. 脑卒中

脑卒中是由于脑部血管突然破裂或血管阻塞造成血液循环障碍而引起脑组织损伤的一组疾病，分为出血性脑卒中和缺血性脑卒中。脑卒中发病后常出现头痛、头晕、恶心、呕吐、意识障碍；一侧肢体活动不灵活、肢体麻木；或伴有突然失语等表现。

动脉粥样硬化性心血管病中的脑卒中以缺血性卒中为主，包括短暂性脑缺血发作、脑血栓形成和脑栓塞。引起缺血性脑卒中的病理基础是脑动脉粥样硬化。脑动脉粥样硬化最常侵犯颈内动脉、基底动脉和椎动脉，粥样斑块造成血管狭窄、脑供血不足或局部血栓形成或斑块破裂，碎片脱落造成脑栓塞等脑血管意外。此外，长期慢性脑缺血还可造成脑萎缩，可发展为血管性痴呆。

我国脑卒中的发病率较高，其发病危险因素与冠心病相似，肥胖者缺血性脑卒中发病的相对危险度为 2.2。超重肥胖导致的危险因素聚集是引起缺血性脑卒中发病率增高的重要原因。

链接：脑卒中分类

缺血性脑卒中：① 脑血栓形成；② 脑栓塞；③ 短暂性脑缺血发作。脑血栓形成和脑栓塞统称为脑梗死，短暂性脑缺血发作又称为小卒中。

出血性脑卒中：① 脑出血；② 蛛网膜下腔出血。

链接：短暂性脑缺血发作——小卒中

短暂性脑缺血发作（Transient Ischemic Attack，TIA），也称一过性脑缺血发作或小中风，指短时间内脑血流量减少引起的脑功能障碍，每次发作持续数秒、数分种或数小时，最长不超过 24 小时。多在体位改变、活动过度、颈部突然转动或屈伸等情况下发病。

供应脑血液循环的动脉粥样硬化是 TIA 发作的最常见原因，多见于颈动脉粥样硬化血栓形成导致管腔狭窄，也可因颈椎骨质增生压迫椎动脉造成脑供血不足。

颈内动脉系统 TIA 可出现一侧面瘫、肢体偏瘫、麻木，或伴失语，单眼一过性黑矇等。

椎-基底动脉系统 TIA，常表现为眩晕，有时伴恶心、头痛等症状。

> TIA 在影像学检查中常并无异常发现，但小卒中发生真正脑卒中的几率明显高于一般人群，因此需要引起足够的重视和干预。

3. 外周血管病变

动脉粥样硬化发生在主动脉形成主动脉瘤,尤其腹主动脉瘤多见,在动脉粥样硬化基础上可发生主动脉夹层,动脉内膜局部撕裂,一旦破裂可迅速致命。肾动脉粥样硬化可引起顽固性高血压,肾动脉血栓形成时可引起肾区疼痛等,长期肾脏缺血可引起肾功能不全。四肢动脉粥样硬化以下肢动脉较多见,由于血供障碍引起下肢发凉、麻木和典型的间歇性跛行,即行走时腓肠肌疼痛,休息后消失,再走时又出现,下肢足背动脉搏动可减弱或消失。

肥胖对心血管系统的影响除上述外,肥胖本身还可直接作用于心脏,肥胖时为了满足机体代谢需要,心率加快,心输出量代偿性增加,心输出量与超重程度呈正相关,心脏长期高输出量状态可导致心脏肥大,心脏舒张和收缩功能障碍,还可引起肥胖心肌病变。

三、肥胖与呼吸系统疾病

1. 睡眠呼吸暂停综合征

睡眠呼吸暂停综合征（Sleep Apnea Syndrome，SAS）是一种睡眠时出现呼吸暂停的睡眠障碍，可分为中枢型、阻塞型及混合型，其中大多数为阻塞性睡眠呼吸暂停(Obstructive Sleep Apnea Syndrome，OSAS)。一般指成人于 7 小时的夜间睡眠时间内，至少有 30 次呼吸暂停，每次发作时，口、鼻气流停止至少 10 秒以上，或每小时呼吸暂停的平均次数超过 5 次，并引起夜间低氧血症及高碳酸血症。

阻塞性睡眠呼吸暂停综合征多见于肥胖者，其产生原因，一是肥胖者舌体肥厚，软腭、悬雍垂和咽壁有过多的脂肪堆积，易致上呼吸道阻塞；二是肥胖者肺的体积明显减小，从而产生肺换气不足。

肥胖者卧位时软腭和舌根后坠，呼吸气流通过狭窄的上呼吸道时产生咽后壁振动，因而出现鼾声。打鼾是阻塞性睡眠呼吸暂停综合征的特征性表现。据报道，严重肥胖者尤其男性，约 50%在睡眠时打鼾。出现鼾声后，由于上呼吸道短暂阻塞，严重的二氧化碳潴留抑制呼吸中枢而发生呼吸暂停（一般在 10 秒以上，甚至达 2～3 分钟，每夜发作数十次），然后患者由于缺氧刺激呼吸中枢和大脑出现唤醒反应，呼吸恢复正常后又入睡，出现鼾声—呼吸暂停—短暂觉醒交替的周而复始的循环。严重者常在睡眠中被憋醒，醒后感觉心慌、胸闷等。由于夜间睡眠质量差，患者白天发生困倦、嗜睡、头痛、烦躁、精力下降等。

睡眠呼吸暂停时反复发生的低氧血症和二氧化碳潴留对机体产生严重的损害。具体如下：

① 呼吸系统：肥胖时，既有上呼吸道阻塞、肥胖限制胸廓和膈肌运动引起的通气障碍，也有因肺脏体积缩小引起的换气障碍，使呼吸功能严重下降。缺氧使肺动脉收缩产生肺动脉高压，持久的肺动脉高压引起肺心病。

② 心血管系统：睡眠呼吸暂停常伴有不同程度的心律失常，呼吸暂停时副交感神经兴奋，可出现窦性心动过缓、窦性停搏、房室传导阻滞，在恢复呼吸时则交感神经兴奋，常出现心率加快，房性和室性早搏，严重的心律失常可引起睡眠中的猝死。心肌缺氧还可引起夜间心绞痛。缺氧刺激交感神经兴奋、刺激肾上腺髓质释放儿茶酚胺，使动脉血管收缩，血压升高。由于肺动脉高压引起的肺心病可出现右心衰竭。

③ 神经系统：缺氧引起的脑部损害可导致病人头晕、记忆力下降、反应迟钝或急躁，甚至出现性格改变或行为异常等。

④ 其他系统：长期缺氧还可引起继发性红细胞增多和血糖增高等。

对于肥胖者出现白天嗜睡而夜间打鼾的情况，应警惕有无睡眠呼吸暂停的可能。临床上主要通过多导睡眠图仪（Polysomnogram，PSG）进行确诊，PSG 检测的项目包括脑电图、肌电图、心电图、胸腹壁呼吸运动、口鼻气流以及血氧饱和度等，可准确了解患者睡眠时呼吸暂停及低通气的情况。根据睡眠呼吸暂停低通气指数（Apnea Hypopnea Index，AHI），一般夜间呼吸暂停次数少于 20 次/小时为轻度，大于 40

次/小时为重度，在 20～40 次/小时为中度。阻塞型睡眠呼吸暂停综合征的特点主要为口鼻气流停止，而胸腹呼吸运动仍存在。

链接：Pickwickian 综合征

Pickwickian 综合征，即匹克威克综合征，又称肥胖通气不足综合征，最先于 1956 年由 Burwell 借用一个典故报告，把具有肥胖、呼吸困难、嗜睡特征的患者，称为 Pickwickian（匹克威克）综合征，主要特征为极度肥胖、呼吸暂停、右心衰等症状。Pickwickian 这个名字是英国作家狄更斯在《匹克威克外传》一书中塑造的一个具有红色容貌、体形肥胖且喜欢睡觉的主人公。

本病的根本原因在于高度肥胖，肥胖影响心肺功能，长期低氧血症导致肺动脉高压，引起右心室肥大和右心衰竭。

2. 支气管哮喘

支气管哮喘（哮喘）是一种气道的慢性炎症性病变，引起广泛的可逆性的气道阻塞，导致反复发作的喘息、气促、胸闷等症状。多数患者可自行缓解或经治疗后缓解。

肥胖对哮喘的发生和发展具有重要的影响。临床研究表明，肥胖是哮喘患病的危险因素。随体重指数增加，哮喘的发生率增加，肥胖还会加重哮喘，肥胖者的哮喘症状比非肥胖者哮喘症状重，需要急救者较多。肥胖限制了胸廓和膈肌的收缩，引起限制性通气功能障碍，呼吸时潮气量变小，呼吸频率更快。在动物实验中发现，肥胖小鼠存在气道高反应性，而气道高反应性是引起哮喘的重要病理机制。

超重和肥胖增加了发生哮喘的可能性，但并不是所有肥胖者都会患哮喘。

也有研究者认为，哮喘有可能促进肥胖的发生，哮喘患者在治疗过程中可能长期使用糖皮质激素而引起继发性肥胖，哮喘患者为了避免呼吸困难，常不愿意参加体力活动而易于导致体重增加。

在肥胖与哮喘的关系中可能存在诸多的未知机制，尚需要更广泛而严密的流行病学调查和发病机制的研究。

四、肥胖与消化系统疾病

1. 脂肪肝

脂肪肝是由于脂肪代谢障碍导致脂肪在肝细胞内蓄积而引起的肝病。脂肪肝分为酒精性和非酒精性，前者与长期饮酒有关，而后者最常见于肥胖。肥胖者发生脂肪肝的概率比非肥胖者高 4～7 倍。肥胖合并糖耐量异常或糖尿病者的脂肪肝更严重。

肝脏是脂肪代谢的主要器官。由肥胖等病因引起脂肪肝常经历"两次打击"。第一次打击是脂肪在肝细胞内过度聚集，与胰岛素抵抗有关。肥胖时，胰岛素抵抗，胰岛素作用不足，外周脂肪组织分解产生大量的游离脂肪酸通过血液循环运送到肝脏，形成甘油三酯增多，因此游离脂肪酸和甘油三酯在肝细胞内异常沉积。第二次打击是脂质过量沉积的肝细胞发生氧化应激反应和脂质过氧化反应，导致肝细胞发生炎症和纤维化病变。在正常细胞内，以自由基为代表的氧化系统和以还原型谷胱甘肽为主的抗氧化系统是平衡的，而游离脂肪酸的堆积使活性氧（Reactive Oxygen Species，ROS）产生增多，ROS 包括氧自由基及其歧化产物，ROS 与不饱和脂肪酸形成脂质过氧化物，脂质过氧化物导致炎症介质产生，从而引起肝细胞的炎症、坏死和纤维化。

脂肪肝分为：① 单纯性脂肪肝，脂质在肝细胞内沉积，以大泡性脂肪变性为主，不伴有肝细胞坏死、炎症及纤维化；② 脂肪性肝炎，出现气球样肝细胞，可有点灶状坏死，门管区炎症等；③ 脂肪性肝硬化，肝小叶破坏代之以假小叶形成和广泛纤维化。

脂肪肝的临床表现多样，轻度脂肪肝多无临床症状，少数患者可有疲乏感，右上腹轻度不适等非特异性症状。严重脂肪肝可出现食欲不振、恶心、呕吐、黄疸等症状。部分患者可有肝脏肿大。

肝功能检查时可发现转氨酶正常或轻度升高。超声检查是诊断脂肪肝重要而实用的方法。确诊则依据肝穿刺活组织检查。

大多数脂肪肝患者经过积极治疗可以恢复，部分脂肪性肝炎可发展为肝硬化,对于脂肪肝应给予重视,尤其针对与肥胖有关的脂肪肝,减重治疗具有重要的意义。

2. 胆囊疾病

胆囊是一个储存胆汁的盲袋状空腔器官,胆汁由肝脏分泌产生,生成后的胆汁经肝管、胆囊管进入胆囊贮存,进食后胆囊内的胆汁经胆囊管、胆总管排入十二指肠,促进脂肪类食物的消化和吸收。

 链接：胆汁的成分

胆汁中的主要成分包括胆盐、胆固醇、卵磷脂、胆红素、无机盐等,胆盐是在肝细胞内由胆固醇生成的胆汁酸以钠盐或钾盐形式存在的胆汁酸盐,胆盐随胆汁排至小肠后,约有95%被吸收入血,经门静脉进入肝脏再合成胆汁,而后又被排入肠内。

胆盐是胆汁中的重要成分,胆盐、胆固醇和卵磷脂一起作为乳化剂,减少脂肪的表面张力,使脂肪乳化成微滴,有利于脂肪的消化和吸收。

在正常情况下,胆汁中各种成分的含量保持着相对稳定,尤其胆盐和胆固醇之间适当的比例是维持胆固醇成为溶解状态的必要条件。当胆固醇过多或胆盐减少时,胆固醇可析出而形成胆固醇结晶,这是形成胆结石的原因之一。

胆结石和胆囊炎是常见胆囊疾病。胆结石患者的胆囊感染率增加,引起胆囊炎,为结石性胆囊炎。

肥胖者更容易患胆结石。研究发现,肥胖者胆结石患病率是非肥胖者的4倍,尤其中心性肥胖者的危险性更大。因为肥胖者长期过度营养,胆汁中含有较多量的胆固醇,胆固醇过饱和而析出形成胆固醇结石。此外,肥胖者体力活动减少,胆囊收缩力下降,胆汁排空出现延迟,容易造成胆汁淤积,也与胆结石形成有关。

结石性胆囊炎常引起胆绞痛,甚至诱发急性胰腺炎。胆绞痛常在饱餐、进食油腻食物后发作,由于胆囊收缩,结石嵌顿,胆囊排空受阻,胆囊内压力升高,胆囊强力收缩而引起绞痛。疼痛常位于右上腹部，呈阵发性，也可持续疼痛伴阵发性加剧，可向右肩胛部和背部放射，常伴恶心、呕吐。怀疑结石性胆囊炎时首选 B 超检查。

3. 胃食管反流病

胃食管反流病是指胃十二指肠内容物反流入食管引起烧心等症状，是由多种因素导致的以食管下括约肌功能障碍为主的胃食管动力障碍性疾病。

在食管下端和胃连接处存在一个高压区域，比胃内压高，可阻止胃内容物逆流入食管，起到生理性括约肌的作用。当食物进入食管后，可反射性引起食管下括约肌舒张，允许食物进入胃内。食物进入胃后，食管下括约肌收缩，恢复其高压状态，可防止胃内容物反流入食管。当食管下括约肌功能障碍时就可发生胃食管反流病。

肥胖可能与胃食管反流病的发生有关。肥胖可引起腹内压力增加，导致胃内压相应增高，当超过食管的抗反流能力时就会引起胃食管反流，胃酸、胃蛋白酶及胆汁等反流入食管而发病。

胃食管反流病最典型的症状是烧心和反流。烧心指胸骨后或剑突下的烧灼感，反流指在无恶心和不用力的情况下胃内容物涌入咽部或口腔的感觉。此外，反流物刺激咽部黏膜可引起咽喉炎，出现咽部不适或异物感、慢性咳嗽等。

诊断胃食管反流病时，胃镜检查是最准确的方法。

五、肥胖与泌尿生殖系统疾病

1. 肥胖相关性肾病

肥胖不仅加重原有的肾脏疾病，而且可以作为一种独立的致病因素引起肾脏的损伤，肾活检可发现肾小球肥大和肾小球硬化，肾脏血流量增加和肾小球滤过率增高，临床上引起蛋白尿，即肥胖相关性肾病。

肥胖者心率加快，心输出量增加，容量负荷增加，同时高胰岛素血症增加肾小管对钠的重吸收，导致钠、水潴留和高血压的形成。高胰岛素血症还可激活交感神经和肾素-血管紧张素-醛固酮系统，使血管收缩，上述因素使肾小球入球小动脉扩张而出球小动脉收缩，肾血流量增加，导致肾小球高灌注、高滤过和肾小球肥大。此外，肥胖时脂肪细胞等来源的多种细胞因子分泌，损伤血管内皮细胞，刺激细胞增殖，促进肾小球系膜细胞外基质沉积，导致肾小球硬化。

肥胖相关性肾病通常起病隐匿，在临床上主要表现为蛋白尿，一般为小至中量蛋白尿，很少出现大量蛋白尿及低蛋白血症。此外，少数患者尚可出现镜下血尿，未发现有肉眼血尿。部分患者可出现肾功能不全。肥胖相关性肾病患者绝大多数合并一项或多项代谢紊乱如糖耐量异常、血脂异常等。

值得注意的是，肥胖相关性肾病与早期糖尿病肾病无论在发病机制或病理表现方面都有相似之处，重要的鉴别是糖尿病肾病必须符合糖尿病诊断标准。

2. 压力性尿失禁

尿失禁是指丧失排尿自控能力，使尿液不自主地流出。尿失禁分为急迫性尿失禁、压力性尿失禁等不同类型。其中，压力性尿失禁更常见，是指在腹压增加的情况下出现的不自主的尿液漏出。患者咳嗽、打喷嚏、大哭大笑、提举重物等腹压增加时即可出现漏尿。

压力性尿失禁在女性中常见，尤其肥胖女性患病率更高。

肥胖是压力性尿失禁的常见致病因素，而且能加重尿失禁的程度。减肥可降低尿失禁的发病率。在正常情况下，当腹压增加时，压力平均传递到膀胱及近端尿道，尿道内压力不低于膀胱内压，因此不会发生尿失禁。肥胖所增加的重量向下挤压盆底组织，使盆底肌肉及结缔组织受损而薄弱，导致膀胱颈及近端尿道下移，增高的腹压仅传至膀胱而较少传递至尿道，以致尿道压力不能同步升高，尿道阻力不足以对抗膀胱的压力，从而引起尿液外溢。

根据压力性尿失禁的症状，即大笑、咳嗽、打喷嚏或行走等腹压增加时尿液是否漏出，停止增加腹压动作时尿流是否随即终止即可明确诊断。必要时可行尿失禁诱发试验检查等。

3. 多囊卵巢综合征

多囊卵巢综合征指由于下丘脑-垂体-卵巢轴功能失调，卵巢内存在多个不成熟的小卵泡，但不能正常排卵，导致月经稀发或闭经、不孕，以及因雄激素生成增多引起的多毛和痤疮等临床症候群。

由于垂体前叶异常分泌黄体生成素（LH）增多，卵泡刺激素（FSH）相对低水平（LH/FSH 等于或超过 3），导致卵泡成熟障碍，不排卵或稀发排卵，同时引起卵巢生成雄激素增多。此外，雄激素增多尚与胰岛素抵抗及高胰岛素血症有关。

成年肥胖女性常合并多囊卵巢综合征。肥胖促进胰岛素抵抗和高胰岛素血症,高胰岛素血症进一步刺激卵巢和肾上腺分泌雄激素增多,引起高雄激素血症。

多囊卵巢综合征的表现有：① 月经稀少（月经周期超过 35 天）或闭经(停经至少 3 个正常周期),由于不排卵或稀发排卵导致不孕；② 雄激素增多的表现，在雄激素依赖区域过多毛发，上唇、下颌、乳头旁、腹中线等部位毛发增多，痤疮也较常见，血液检查发现高雄激素血症；③ 肥胖、胰岛素抵抗引起的代谢紊乱，如糖耐量异常、2 型糖尿病等；④ B 超检查发现卵巢多囊性改变，至少一侧卵巢内多于或等于 12 个直径 2～9 mm 的小卵泡，和（或）增大的卵巢体积大于 10 mL。

4. 性功能障碍

 链接：性障碍

性障碍分为性心理障碍和性（生理）功能障碍，前者包括性身份障碍、性取向障碍及性偏好障碍。性功能障碍一般指性行为和性感觉方面的障碍，常表现为性欲障碍（对性行为缺乏兴趣）、性兴奋障碍（男性勃起障碍，女性阴道分泌不足）和性高潮障碍（快感缺乏）等。

肥胖男性更容易出现性功能障碍。国内一项调查发现，肥胖组较超重组男性有明显的性功能障碍，提示男性性功能障碍与肥胖程度有关，轻度肥胖的超重对性功能影响不大，肥胖可影响性活动的各个环节。男性肥胖者，其血液中的雄激素水平降低，由于肥胖时脂肪组织内芳香化酶使雄激素向雌激素转化增多，而血中较高浓度的雌激素可反馈抑制垂体促性腺激素的分泌,进一步使男性睾丸分泌雄激素减少，雄激素是维持男性性功能的主要激素，雄激素减少可导致男性性欲缺乏等性功能障碍。

女性性功能与体内雌、雄激素水平有关，雌激素与阴道分泌、充血和高潮时的收缩有关，而雄激素则与性欲唤起等有关。研究发现，与正常体重的女性相比，超重肥胖的女性体内雄激素浓度较高。虽然雄激素有助于提高性欲及性满意度,但高雄激素血症易引起月经失调，进一步影响性功能。此外，肥胖女性更容易合并多囊卵巢综合征。

六、肥胖的其他危害

（一）肥胖与高尿酸血症及痛风

由于嘌呤代谢紊乱和（或）尿酸排泄减少导致血尿酸浓度持续增高称为高尿酸血症。尿酸以钠盐的形式形成尿酸盐结晶沉积于骨关节、肾脏和皮下等部位引起的急、慢性炎症和组织损伤称为痛风，属于代谢性风湿病范畴。

高尿酸血症是痛风发生的最重要的生化基础和最直接的病因。80%以上的高尿酸血症是因尿酸从肾脏排泄障碍引起的，少数是由代谢嘌呤的酶出现缺陷所致。

尿酸盐大量沉积在关节及周围组织引起痛风性关节炎，多在午夜或清晨突然起病，关节剧痛，难以忍受，受累关节红、肿、热、痛和功能障碍。关节痛的部位以单侧第一跖趾关节（大脚拇趾）最常见，其余为趾、踝、膝、腕、指、肘等关节。当尿酸盐结晶沉积于肾脏，造成急性尿路梗阻时，还可形成尿酸性肾结石，引起肾绞痛、血尿等，甚至导致肾功能损害。

痛风常在受寒、劳累、饮酒、高嘌呤饮食等诱因作用下发病。监测血尿酸浓度，结合临床表现可判断。

🍎 **链接　高尿酸血症的饮食建议**

避免	限制	鼓励
内脏等高嘌呤食物（肝、肾）	牛、羊、猪肉，富含嘌呤的海鲜	低脂或无脂食品
高果糖谷物糖浆（汽水、果汁）	天然水果汁、糖、甜点、盐	蔬菜
酒精滥用（发作期严格禁酒）	酒精（尤其啤酒）	

肥胖者常伴有高尿酸血症，肥胖者痛风的发病率较非肥胖者明显增高。但肥胖与痛风的关系尚未完全阐明，可能的原因，一是肥胖者的饮食结构因素，肥胖者的饮食结构中更可能含有过多的高嘌呤食物，如动物内脏、海产品等，另外食量也比普通人多，导致嘌呤的摄入量增多，尿酸的产生增加；二是肥胖引起胰岛素抵抗，高胰岛素血症，促进肾脏肾小管重吸收钠增加，也使尿酸自肾脏重吸收增加，导致高尿酸血症。

（二）肥胖与骨关节疾病

肥胖可引起骨关节疾病，其中，最常见的是发生骨关节炎。此外，因为肥胖易引起糖尿病和痛风，也常出现糖尿病性骨关节病和痛风性骨关节病。

骨关节炎是一种以关节软骨损害为主并累及整个关节组织的慢性退行性关节病，主要表现为关节疼痛、僵硬、肥大及活动受限。

肥胖是骨关节炎的重要危险因素，其机制主要是因为肥胖者体重的增加给全身骨关节系统带来沉重负担，尤其作为机体主要支撑的脊柱和膝关节长期处于超负荷状态，负重的关节软骨承受更多的压力，加速关节软骨的磨损和老化，进一步出现软骨下骨增厚与硬化，关节面上的骨刺和关节附近骨囊肿的形成等。

肥胖女性比肥胖男性骨关节炎发病率更高。

肥胖引起的骨关节炎主要影响膝关节、髋关节、脊柱，也可累及手指关节等。

受累关节以关节疼痛和酸胀不适为主要表现，疼痛多发生在活动后，休息可缓解，随病情进展，甚至休息时也可发生疼痛。早上起床有骨关节僵硬感，但晨僵时间较短，一般不超过 30 分钟，活动后可改善。检查发现关节肿胀并有压痛，关节活动时还可感到关节摩擦感，尤其以膝关节多见。随病情进展，可出现关节畸形等。膝关节负重时疼痛加重，常出现行走和下蹲困难。脊柱受累时常出现腰背疼痛、僵硬，久坐或久站后加重。手指骨性关节炎以远端指间关节最常累及，也可见于近端指间关节等。

诊断骨关节炎时，X 线检查具有重要的意义。

对于肥胖者而言，几乎唯一值得庆幸的是，肥胖者骨质疏松的患病率较低。因为肥胖能增加骨形成初期的骨量，所以可降低骨质疏松的发生风险。

（三）肥胖与某些肿瘤

肥胖可能与一些癌症的发生有关。美国癌症协会的一项随访研究发现，肥胖者发生癌症的危险性比非肥胖者高 1.3 倍。并且发现，癌症的类型与性别有关，男性肥胖者容易发生结肠癌等，而女性肥胖者更容易发生乳腺癌、宫颈癌等。

中国的一项探讨体重指数与恶性肿瘤发病的关联性研究中，随访133 273 人，其中男性 106 630 人、女性 26 643 人，与正常体重者相比，男性低体重者胃癌和肝癌的发病风险增加，男性肥胖和超重者结肠癌发病风险增加。与体重正常的女性相比，女性肥胖者乳腺癌的发病风险增加。按女性绝经状态分层后，肥胖增加了绝经后乳腺癌的发病风险，而与绝经前乳腺癌的发病风险之间的关联无统计学意义。

肥胖者易患某些癌症的发病机制仍不清楚。肥胖者常摄入过多的脂肪和淀粉，而高脂肪饮食可增加结肠癌的发生。乳腺癌与血中雌激素水平增高有关，肥胖女性体内的雌激素除卵巢分泌外，还可由脂肪组织生成雌激素，雌激素水平越高越易患乳腺癌。

（四）肥胖引起的心理社会问题

肥胖者由于体型改变等容易引发心理问题，并且对社会经济也会产生影响。

1. 心理问题

肥胖对自尊和自我意识会产生重要的影响。研究发现，青少年肥胖与自尊心降低有显著相关性。肥胖者对自身体型不满意，容易产生自卑感。

肥胖形成后也会产生明显的情绪反应。肥胖者容易产生抑郁、焦虑等负性情绪，而抑郁等负性情绪又可能导致贪食行为，进而促进肥胖或使减肥失败。一项研究发现，与非肥胖人口相比，肥胖者遭受的焦虑、社交障碍、抑郁是非肥胖者的 2 倍。在对青少年女生的调查中发现，肥胖女生抑郁、焦虑症状检出率分别为 37.1% 和 22.9%，而正常体重女生分别为 22% 和 7%。

此外，肥胖者因肥胖而产生自卑心理，不愿主动参加集体活动，从而减少了社会交往，导致人际关系敏感，甚至改变一个人的性格。

2. 社会问题

肥胖与社会经济状况的关系同人们对肥胖的认识有关，比如经济收入较低层的认为肥胖有益，才会被社会认可，而经济收入较高层的则认为肥胖不利于健康。

肥胖是糖尿病、心脑血管病等多种疾病的主要危险因素。显而易见的是，肥胖发病率的增高会增加医疗费用支出的比例，从而对社会经济的发展起着负面的影响作用。在美国，每年由肥胖导致的医疗费用高达数百亿美元，大约占总医疗费用的 5%。肥胖引起的健康问题的代价是昂贵的，因此，加大社会宣传力度，积极防治肥胖，有利于减轻社会和家庭沉重的经济负担，有利于社会发展。

第五章　肥胖症的评估

一、体重指数

目前，临床上衡量体重超重和肥胖的常用简单方法是世界卫生组织（WHO）推荐的体重指数（Body Mass Index，BMI）。BMI最常用于评估成人的低体重以及超重和肥胖。

1. 体重指数测量方法

① 受试者空腹、脱鞋、只穿轻薄的衣服。

② 测量身高的量尺（最小刻度为1 mm）应与地面垂直，量尺固定或贴在墙上。

③ 受试者直立，两脚后跟并拢靠近量尺，并将两肩及臀部也贴近量尺。测量人员用一根直角尺放在受试者头顶，使直角尺的一边靠紧量尺，另一边接近受试者的头皮，读取量尺上的读数，精确到1 mm。

④ 称量体重最好用经过校正的杠杆型体重秤，受试者全身放松，直立在秤底盘的中部，测量人员读取杠杆秤上的游标位置，精确到10 g。

⑤ 计算体重指数：

$$体重指数 = 体重 \div 身高^2 (kg/m^2)$$

2. 结果判断

国际生命科学学会中国办事处中国肥胖问题工作组根据对我国人群大规模测量数据，提出对中国成人判断超重和肥胖的界限值（表5-1）。

表 5-1　中国成年人超重和肥胖诊断标准

分类	BMI（kg/m^2）
体重过低	＜18.5
体重正常	18.5～23.9
超重	24.0～27.9
肥胖	≥28.0

　　如某人体重 60 kg，身高 1.7 m，$BMI = 60 \div 1.7^2 = 20.8$ （kg/m^2），则体重指数在正常范围。

　　研究表明，大多数个体的体重指数与身体的脂肪含量有明显的相关性，可以较好地反映个体胖瘦及其程度。但是在应用体重指数时也应考虑其局限性，因为在计算体重时，除了评估脂肪组织之外，还需要考虑肌肉和骨骼对于体重的影响。比如肌肉发达的运动员，其体重指数较高，如果过高估计其肥胖程度，可能并不一定说明运动员的肥胖。而老年人的肌肉组织与脂肪组织相比减少较多，计算的体重指数可能会过低估计其肥胖程度。因此，必要时，还需要测定体脂含量。

 链接：肥体重与瘦体重
　　身体成分的重量分为脂肪和非脂肪两种成分的重量。
　　脂肪重量也称为肥体重，肥体重=体重×体脂率。
　　瘦体重指除脂肪以外身体其他成分的重量，其主要成分是骨骼、肌肉等。瘦体重=体重-脂肪重量。

二、理想体重

　　以往人们在判断自己胖瘦时，常需要根据自己的体重是否在理想体重范围来评估。理想体重是根据一个人的标准体重推算出的合适的体重范围。而标准体重则是以身高为基础计算出的相应体重值。在标准体重的±10%范围内就是理想体重了。

1. 理想体重的计算

$$成年人的标准体重(kg)＝身高(cm)－105$$
$$理想体重＝标准体重±10\%$$
$$肥胖度＝[(实际体重－标准体重)÷标准体重]×100\%$$

2. 结果判断

可根据一个人的实际体重超过标准体重的百分比例来判断是否肥胖以及肥胖的程度（表 5-2）。

表 5-2　根据标准体重诊断超重和肥胖的标准

分类	判断标准
理想体重	标准体重 ± 10%
消瘦	<标准体重 10%
超重	>标准体重 10%
肥胖	>标准体重 20%
轻度肥胖	肥胖度 20%～30%
中度肥胖	肥胖度 30%～50%
重度肥胖	肥胖度＞50%

例如，某人身高 1.65 m，体重 80 kg。

$$其标准体重＝165 (cm)－105＝60 (kg)$$
$$肥胖度＝[(80－60)÷60]×100\%＝33.3\%$$

根据计算，其实际体重超过理想体重的范围，肥胖度为 33.3%，属于中度肥胖。

三、腰围和臀围

腰围（Waist Circumference，WC）指腰部周径的长度，通常是腰部的天然最细部位。臀围（Hip Circumference，HC）指臀部的最大周径，通常是臀部最突出的部位。

（一）腰围和臀围的测量方法

1. 腰围的测量

按照 WHO 的推荐，受试者垂直姿势站立，双足分开约 30 cm，用一根没有弹性、最小刻度为 1 mm 的软尺放在右侧腋中线髂骨上缘和第十二肋下缘连线的中点，沿水平方向围绕腹部一周，紧贴而不压迫皮肤，在正常呼气末测量腰围的长度，计数精确到 1 mm。

对于腰围的测量部位，全球仍未达成共识。国内研究比较了 3 种腰围测量方法：① 腋中线髂骨上缘与第十二肋骨下缘连线的中点，是很多文献所采用的方法，这个位置所测量的通常是腰部最窄的位置，大部分测量对象的肚脐位置均低于这一水平线，但这种测量方法对解剖学位置的要求较高，操作难度较大；② 经肚脐水平位绕腰 1 周，这种方法因为标志点清晰，操作上很简便，但是对于肥胖者而言，水平环绕肚脐 1 周的位置可能并不是腰部最窄的位置，并可能是 3 种方法中腰围值最大的；③ 在肚脐上缘上 1 cm 处的水平面上测量腰围，测量结果介于前两种方法之间，与 WHO 推荐的方法更为接近，但操作上更为方便。

2. 臀围的测量

臀围为臀部向后最突出部位的水平周径。受试者两腿并拢直立，两臂自然下垂，用皮尺经过两侧股骨粗隆（股骨上端外侧的突起部位）沿水平方向绕臀部一周，即为臀部的最大周径。

3. 计算腰臀比

腰围和臀围的比值可用于判断脂肪的分布情况。

$$腰臀比(WHR)=腰围(cm)\div臀围(cm)$$

此外，近年来，还有使用腰身高比值（腰身比，WHtR）来反映内脏脂肪的堆积情况，有待进一步研究。

（二）结果判断

腰围是评估肥胖的指标之一，尤其对于那些体重指数正常，但腹部脂肪堆积的中心性肥胖，腰围可以作为独立诊断肥胖的指标，并且，腹部脂肪堆积的程度与肥胖相关性疾病有很强的关联。因此，结合体重指数和腰围可以更好地评估肥胖与相关疾病的关系。

目前，WHO 建议：男性腰围>94 cm，女性>80 cm 作为肥胖的标准；对于亚太地区建议：男性腰围>90 cm，女性腰围>80 cm 作为肥胖标准。而对于中国女性，腰围>85 cm 可能是一个更为合适的标准。

腰臀比是反映肥胖的另一个指标，可以根据腰臀比区分中心性肥胖和周围性肥胖，如肥胖男性 WHR>0.9，女性 WHR>0.85 则为中心性肥胖。但是，研究发现，腰围和腹部内脏脂肪堆积的相关性优于腰臀比值，因此目前更多采用腰围这个指标。

四、身体脂肪含量

身体脂肪含量，简称体脂量，通常用体脂率表示，指人体内脂肪含量占人体体重的百分比，即

$$体脂率(\%) = \frac{身体脂肪量}{身体质量} \times 100\%$$

身体成分包括脂肪、蛋白质、无机盐和水分等，可进行不同的分类。如最基础的二成分模型将人体分为脂肪（Fat Mass，FM）和去脂体重（Fat-free Mass，FFM）两部分，而去脂体重主要包括水、矿物质和蛋白质等成分。

对于体脂率的判定，一般认为，男性正常范围为 10%～20%，女性正常范围为 20%～30%，男性体脂率超过 20%，女性体脂率超过 30%，就可定义为肥胖。

测定体脂率有多种方法。

（一）水下称重法

水下称重法是最经典的实验方法，被认为是测定身体成分的"金标准"。实验时，分别在陆上和水下称体重，通过排水法求得身体的体积，计算出身体密度，从身体密度了解体内脂肪所占比例。如：

$$身体密度(Bd) = \frac{陆上体重}{(陆上体重 - 水下体重)\big/水的密度 - 残气量}$$

（残气量可根据肺活量计算，也可按常数法，男性残气定为 1 300 mL，女性残气量定为 1 000 mL）；

$$体脂率(Fat\%) = \left(\frac{4.570}{Bd} - 4.142\right) \times 100\% \quad （按照 Brozek 公式）$$

水下称重法是建立在二成分模型基础上的，只假设人体分为两部分，即脂肪和去脂体重，脂肪的密度为 0.9，去脂体重的密度为 1.1。但由于假设的脂肪和去脂体重的密度在不同人群中存在差异，因而，用于那些因为衰老或疾病导致骨矿含量和水分发生变化的人群，存在着一定的局限性。

同时，这种方法需要受试者身着泳装将整个身体潜入水中，并尽力将肺内的空气排出后测量体重，对于老年人、儿童以及身体虚弱的病人来说，并不适用。此外，推算过程也很复杂，只适合于实验室研究。

（二）皮褶厚度法

人体脂肪主要分布在皮下及内脏（如肠系膜、大网膜）周围，其中大约 2/3 脂肪储存于皮下组织，皮下脂肪的厚度与体脂总量有一定的比例关系，通过测定皮褶厚度也可推算出体脂总量，这是评定人体脂肪含量最简便的方法。

皮褶厚度法是指用皮褶卡钳测量人体几个部位的皮褶厚度，通过计算人体密度，由此推算出人体脂肪率的方法。

1. 皮褶卡钳校验

皮褶卡钳又称皮脂厚度计。在身体许多部位，皮肤及皮下脂肪疏松地附着在其下的组织上，用拇指和食指捏起皮肤皱襞，因为皮肤的厚度相差很小，用皮褶厚度计测量皮肤皱襞的厚度可以代表皮下脂肪的厚度（皮脂厚度）。测量前先校验卡钳（图 5-1），将指针调至刻度表的零点位，通过砝码将两个接点间的压力调节到规定的范围（固定压力 10 g/mm^2），如指针在 15～25 mm，说明两接点的压力符合 10 g/mm^{2}的要求，如果超出范围，则需要转动调节旋钮以增加或减少压力。

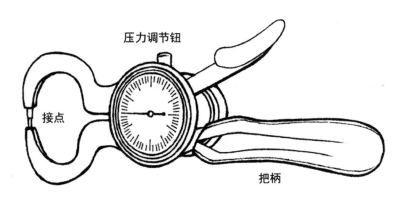

图 5-1　皮脂厚度计

2. 测量部位

测量部位包括上臂部、肩胛部、髂嵴上部、大腿部、腹部等，临床常选用上臂部、肩胛部及腹部，这些部位皮肤和肌肉容易分离、测量方便，与体脂总量关联度高。一般测量右侧，常用的皮褶部位包括上臂部（肢体）、肩胛部（躯干）和腹部（腰腹部），尤其上臂部和肩胛部皮褶厚度是具有代表性的两个部位。

上臂部肱三头肌皮褶（TSF）：上肢自然下垂，在右上臂肩峰后面与尺骨鹰嘴（肘部的骨性突起）连线中点处，垂直捏起皮褶，皮褶方向与上臂长轴方向平行。

肩胛部肩胛下皮褶（SSF）：在右肩胛下角下方 1～2 cm 处，皮褶方向向外下方，与脊柱成 45°角。

腹部皮褶（ASF）：在脐水平线与右锁骨中线相交处，约在右侧脐旁 2 cm 处，皮褶方向水平。

3. 测量方法

测量者选准测量部位，用左手拇指、食指和中指将皮脂捏起，要把皮肤和皮下组织一起捏提起来，但不能将肌肉捏提起来，两指间相距 3 cm 左右，右手将皮褶卡钳张开，卡钳的卡口方向与皮褶走向垂直，卡在捏起下方 1 cm 处测量，待指针停稳，立即读数并记录。共测量 2～3 次取中间值或平均值，以 mm 为单位，取小数点后一位。

4. 评定标准

对于皮下脂肪厚度还缺乏统一的评定标准，我国常引用日本厚生省国民营养调查资料对日本儿童和成人肥瘦程度的评定标准作为参考（表 5-3）。

表 5-3　成人肥瘦标准的评价（上臂肱三头肌皮褶＋肩胛下皮褶）

肥瘦程度	男	女
异常瘦	10（4）	14（8）
瘦	12（5）	21（12）
一般	23（10）	37（20）
肥胖	34（13）	47（25）
过分肥胖	45（18）	59（30）
异常肥胖	60（28）	73（40）

注：括号（ ）内数值为腹部皮褶厚度（mm）。

日本长岭晋吉提出用肱三头肌皮褶和肩胛下皮褶厚度之和计算身体密度的经验公式，并提出以这两个部位的皮褶厚度之和作为判断肥胖的标准：男性＞35 mm，女性＞45 mm 为肥胖。对于腹部皮褶厚度，一般认为男性＞15 mm，女性＞20 mm 为肥胖。

5. 根据身体密度，计算体脂率

临床常用日本长岭公式计算身体密度，如：

男性（18 岁以上）身体密度$(Bd)=1.0913-0.00116X$

女性（18 岁以上）身体密度$(Bd)=1.0897-0.00133X$

X 为肩胛下皮褶厚度＋上臂肱三头肌皮褶厚度（mm）。

按照美国 Brozek 公式计算体脂率：

$$体脂率(Fat\%)=\left(\frac{4.570}{Bd}-4.142\right)\times100\%$$

$$体脂重（脂肪重，FM）=体重_{(kg)}\times体脂率$$

$$去脂体重（瘦体重，FFM）=体重_{(kg)}-FM_{(kg)}$$

（三）生物电阻抗法（BIA）

人体内不同成分具有不同的电阻抗，脂肪组织含水量低，电阻抗大，导电性能差，而非脂肪组织含水量高，电阻抗小，导电性能好。

利用机体的非脂肪组织比脂肪组织更容易导电的原理，测量电流通过脂肪组织和非脂肪组织时的差别来推算身体成分的方法，即生物电阻抗法。

测试时，输入受试者年龄、性别、身高等基本数据，现多用站立式的分析仪，在左上肢、右上肢、躯干、左下肢、右下肢进行多个电阻抗测量。受试者双臂和双脚自然分开，避免身体之间和双脚之间相互接触。双手握住手柄，接触电极片，双脚踩在脚踏电极片上，然后开始人体成分测试。

利用物理原理测出电阻抗值，分析仪显示的测试指标包括：总体脂重、瘦体重及体脂率等。

该方法安全、方便和经济，但测试前机体内的体液含量(如腹泻)、运动、药物（如利尿药）等变化会影响测量值。

（四）双能 X 线吸收法(DEXA)

X 线是加速的电子撞击金属靶以后产生的一种电磁波。双能 X 线即 X 线管发射的 X 射线在经过吸收过滤后分成高低两种能量的 X 线，应用两种不同能量的射线使其透过机体的某一部位，分别测出它们穿透不同组织的强度，根据骨骼和软组织对不同能量的吸收特性，计算机体各组织的含量，由此计算出人体肌肉含量、脂肪含量（体脂率）及骨矿含量（骨密度）等参数。

DEXA 技术最早用来测量机体的骨密度，以诊断骨质疏松，近年来扩展用于测定机体脂肪组织等物质。DEXA 不仅可以区分脂肪与非脂肪组织，还可以测量特定区域的脂肪和非脂肪组织的含量。

DEXA 扫描时，受试者不能佩带任何金属物品及其他高密度物体如纽扣、拉锁等。受试者平躺于检查台上，DEXA 从头侧向足侧运动并进行扫描，测定结束，记录全身、上肢、下肢、躯干等部位的脂肪含量参数。

DEXA 的优势是不仅能对肥胖者体内脂肪含量进行定量诊断，同时，对机体包括上肢、下肢、躯干部位的脂肪异常分布也能进行客观评价。因此，双能 X 线吸收法近年来有逐渐取代水下称重法而成为新的"金标准"的趋势。

除了上述水下称重法、皮褶厚度法、生物电阻抗法及双能 X 线吸收法可以测量身体脂肪含量以外，也可应用更简易的计算公式来推算体脂率：

男性体脂率(%)＝体重指数×1.2＋年龄×0.23－16.2

女性体脂率(%)＝体重指数×1.2＋年龄×0.23－5.4

如某 45 岁男性，身高 1.65 m，体重 65 kg，其体重指数为 23.9，计算该男性的体脂率为

$$23.9×1.2＋45×0.23－16.2＝22.83\%$$

可见，该男性虽然体重指数还未达到超重的标准，但体脂率已超出了正常范围。

五、其他辅助检查

1. 计算机断层扫描（CT）

CT 是利用 X 射线对人体某一层面进行扫描，由探测器接收透过该层面的 X 射线，经过计算机处理后获得该层面重建图像的一种技术。CT 获得的图像分辨率明显优于普通 X 线图像，且定位定量准确，可发现体内任何部位的细小病变，因此，CT 在临床得以广泛应用。

将 CT 技术用于肥胖症的诊断时，CT 能够对全身脂肪体积，尤其对区域脂肪进行准确定量。

CT 定量腹部脂肪面积时，通常在肚脐水平（第 4～第 5 腰椎间水平）屏气状态下作横断 CT 扫描，分别确定腹部皮下脂肪区和腹腔内脂肪区，由计算机软件分别完成各区域脂肪面积的定量。CT 检查可测算腹腔内脂肪的面积以及腹内脂肪面积与皮下脂肪面积的比值，因此尤其适合于内脏脂肪的定量测定。

一般认为，腹内脂肪面积大于 $100~\mathrm{cm}^2$ 可作为判断腹内脂肪增多的标准。国内研究发现，腹部内脏脂肪面积与皮下脂肪面积的比值 (VA/SA) 大于 0.6 时，与肥胖相关的疾病危险性明显增高。

2. 磁共振成像（MRI）

磁共振成像指将人体置于特殊磁场中，用射频脉冲激发人体内氢原子核，引起氢原子核共振，并吸收能量，而在停止射频脉冲后，氢原子核将吸收的能量释放出来，并在体外可被接收和记录，经计算机处理后获得图像。

MRI 是检测脂肪组织分布的另一种先进方法。测量腹部脂肪时，也以肚脐平面为中心，屏气进行扫描后通过处理软件测出腹壁皮下脂肪含量与腹腔内脏脂肪含量。与 CT 检查相比，MRI 检查没有放射线损害。但 MRI 检查费时，价格较贵，使临床应用受到一定的局限。

CT 和 MRI 被认为是评估体内脂肪分布最准确的方法。

3. 超声检查

超声波是一种频率大于 20 000 Hz 的声波,不能被人耳听到。超声波传播到人体组织后,遇到不同组织的界面时会发生反射,将组织界面的反射波进行图像化处理,就可用于诊断疾病。

B 型超声检查是应用最广、影响最大的超声检查。这种方法是在超声波穿过人体时,把各层组织所构成界面的反射回声,以光点的明暗组成相应切面的图像。利用脂肪组织与肌肉组织超声特性不同的原理,当超声波到达脂肪和肌肉边界时就会产生反射回声,检测这种反射回声就可确定脂肪的厚度。

近年来,利用 B 超测量腹内脂肪的厚度,可代替 CT 测量腹内脂肪的面积,具有方便和经济的优点。

B 超测量时,采用不同频率的超声探头分别测量腹壁脂肪和腹内脂肪。受检者屏住呼吸以排除呼吸对图像的影响。测腹壁皮下脂肪的厚度时,探头位于脐上 1 cm,测量从皮肤与皮下脂肪分界面至腹直肌外缘的距离(A)。测腹腔内脏脂肪的厚度时,测量从腹直肌内缘至腹主动脉前壁的距离(B)。

对 B 超测量结果的判断,一般认为,如果腹部内脏脂肪厚度与皮下脂肪厚度的比值(B/A)>3,则为内脏型肥胖(中心性肥胖)。

超声检查可反映脂肪在腹壁和腹内的分布情况,但腹部内脏脂肪横截面是不规则的,其形状变异性较大,B 超测量的是脂肪的垂直距离,在反映内脏脂肪面积的准确性方面有一定的局限性。

第六章　肥胖症的干预策略

原发性（单纯性）肥胖症是由遗传因素和环境因素综合作用导致的。目前，人类还很难通过干预克服那些不良的遗传因素，但是环境因素的可改变性则为预防肥胖的发生提供了可能，并且通过改变生活方式可以抗衡某些遗传因素。

对于肥胖的干预，要从公共卫生的角度，对广大人群加强健康教育工作，结合引起肥胖的环境因素，针对不同的目标人群采取有效的综合措施，预防超重和肥胖的发生，并为肥胖者提供减重策略，积极防治与肥胖相关的疾病。

 链接：健康干预

健康干预是指针对健康人群、高危人群、患病人群的健康危险因素进行全面监测、评估、干预的全过程。

健康干预可以将被动的疾病治疗变为主动的健康管理，达到节约医疗费用、促进健康的目的。

健康干预服务体系包括：健康状况信息采集、健康状况评估预测、建立健康档案、设计健康指导方案以及跟踪干预等步骤，进行多层次、全方位的健康管理。

一、干预目标

对超重和肥胖者进行干预是为了促进健康，减重是一个循序渐进的过程，需要按照科学的方法，有计划地实施干预措施。不能为了减轻体重而对身体有害，甚至引起其他的身体疾病。因此，合理地设置干预目标是非常重要的。

1. 确定减轻体重的目标

在 3～6 个月的时间内体重下降达到 5%～15%，严重肥胖者（如 BMI > 35）可能需要 20%以上的体重减轻，在达到目标后，继续减重，直到体重在正常范围。这样的减重目标是按照 WHO 发布的《亚太地区肥胖治疗指南》和《中国成人超重和肥胖症预防控制指南》的建议而确定的，已被证实是可行的并且有利于健康状态的恢复。只要体重减轻，身体就将获益。在美国的一项研究中，研究对象在 2.8 年随访中体重减轻了 5%～7%，就使糖尿病发病危险减少了 58%。

2. 防治肥胖相关性疾病

肥胖可引起多种并发症或伴发疾病。随着肥胖者体重的减轻，与肥胖相关的疾病状况应得到改善。临床观察也发现，肥胖的高血压、糖尿病及血脂异常的病人，当他们减轻体重后，血压、血糖、血脂水平等明显恢复，甚至减少了降压、降糖、降脂药物的用量。因此，在减重干预的同时，也需要监测与肥胖相关的疾病，并积极予以防治。

3. 预防体重再次增加

一些不合理的减重方法，如利用腹泻来减轻体重，往往丢失的是机体的水分，而并没有消耗多少脂肪，一旦停止这样的减重方法，则体重会迅速反弹。有的肥胖者甚至经历了减重—肥胖—再减重—再肥胖的多次循环。应当告知超重和肥胖者，在体重达标后，如果很快放弃干预措施,甚至重新恢复了原来的不良生活习惯,不注意控制饮食，又疏于运动，体重就会再次增加。肥胖和高血压、糖尿病一样，也是一种慢性疾病，要像对待血压、血糖一样重视，也需要定期监测，一旦发现体重有增加的趋势，需要寻找原因并积极干预。因此，健康教育工作者对于超重和肥胖者的定期随访也是必不可少的，这样有助于他们有效地维持体重不反弹。

二、干预原则

① 坚持预防为主，从儿童、青少年开始，从预防超重入手，并须终生坚持。

② 采取综合措施预防和控制肥胖症。积极改变人们的生活方式，包括改变膳食，增加体力活动，矫正引起过度进食或活动不足的行为和习惯。

③ 鼓励摄入低能量、低脂肪、适量蛋白质和碳水化合物，并富含微量元素和维生素的膳食。

④ 增加体力活动，促进能量消耗，增强减重效果，并可改善心肺功能，获得更多的健康效益。

⑤ 坚持长期有效的减重计划。减重速度不宜过快，不可急于求成。

⑥ 减重措施应该具备合理性，具有可操作性，并针对不同人群采取个体化减重措施。

⑦ 兼顾肥胖相关性疾病的防治，将防治肥胖作为防治高血压、糖尿病及血脂异常等慢性病的重要环节。

三、综合干预和分层干预

（一）综合干预

在引起肥胖的环境因素中，高热量饮食摄入过多，体力活动不足，以及一些不良的行为和习惯是肥胖重要的易患因素。因此，对于肥胖的干预必须采取综合的措施才能达到预期的减重目标。这些措施包括调整饮食、增加体力活动、矫正行为、减重药物治疗以及手术治疗等。其中，饮食干预、体力活动干预和认知行为干预是肥胖症综合干预的基础，并且是贯穿始终的干预措施。相当一部分超重和肥胖者通过这些基础措施就可以达到减重目标，只有必要的时候才考虑药物或手术治疗。

1. 饮食干预

饮食干预是指通过饮食调整达到健康减重的目的。减少食物和饮料中的能量摄入是防治肥胖的重要措施。调整膳食结构既可减少能量的摄入，也可避免营养素的缺乏。在平衡膳食中注意蛋白质、碳水化合物和脂肪提供的能量比例，提倡摄入低能量、低脂肪、适量蛋白质和碳水化合物，并富含微量元素和维生素的食物。此外，也需要调整饮食习惯如夜间零食、暴饮暴食等。

2. 体力活动干预

体力活动干预是指通过身体活动而增加能量消耗和减少脂肪，从而达到减重的目的。增加体力活动不仅有助于减轻体重，而且坚持体力活动是防止体重反弹的有效措施。体力活动包括日常活动和有计划的运动锻炼。应根据减重目标安排体力活动的频率、持续时间、强度及体力活动的方式。建议每天进行 $30\sim60$ min 的中等强度的体力活动。提倡以大肌肉群参与的有氧运动为主要形式，也可以抗阻力训练（对抗阻力的运动，如仰卧起坐等）作为辅助手段。

此外，体力活动干预不仅要求增加体力活动，还需要减少久坐等行为方式，才能更好地达到减重目标。

3. 行为干预

当人们了解了肥胖的知识，掌握了饮食干预和体力活动干预的方法以后，还需要付诸行动，只有在日常生活中，彻底改变以往与肥胖相关的饮食和体力活动方面的行为习惯，才能从根本上杜绝产生肥胖的危险因素，彻底控制肥胖，这就需要借助于行为干预。

在进行行为干预之前，首先对于肥胖者在饮食和体力活动方面的行为现状进行评估，然后设置预期的行为目标。减重是一个长期的过程，首要的行为目标是饮食和运动方面的改变，其次才是体重的改变。在实施行为干预时建议记减重日记，记录每天行为改变的情况，如饮食的种类和饮食量、看电视的时间、体力活动的时间等。如果行为干预达到预期目标，如看电视的时间减少，体力活动的时间增加，则给予正性刺激，如鼓励或奖励，那么，这种行为就会得到强化。如果出现非预期的行为，如夜间吃零食，则通过给予适当的惩罚，使这种吃零食的行为习惯逐渐消退。当然，也可应用其他的行为矫正技术进行行为干预。

（二）分层干预

1. 一般人群的普遍性干预

普遍性预防是一种全民性预防，是在全社会宣传肥胖的危害，营造一种保持健康体重的氛围，预防超重和肥胖的发生。

注重群体预防，通过监测和控制超重与预防肥胖发展以降低肥胖症的患病率。

积极做好卫生宣传。使人们更加注意膳食平衡，特别要减少脂肪摄入量，增加蔬菜、水果的摄入比例。戒烟、限酒和限盐。同时，有意识地多参加中、低强度的体力活动。经常监测体重，成年后的体重增加最好控制在 5 kg 以内，若超过 10 kg 则肥胖相关疾病的危险性增加。

2. 高危人群的选择性干预

对于有肥胖高危因素的人群，重点预防体重的进一步增加，以及预防与肥胖相关的并发症。

肥胖症高危因素主要包括：有肥胖家族史；喜欢吃高热量、高脂肪食物或喜欢吃零食；生活不规律，经常有应酬；不喜欢运动等。此外，在孕期、哺乳期，绝经期，中老年期也容易发生肥胖。

对高危人群的选择性干预，重点在于通过传播肥胖减重相关的知识和技能，减少或消除发生肥胖并发症的危险因素。通过改变高危人群的知识、观念和行为，让他们认识到，不良的生活习惯对肥胖症的发生可起促进作用，但通过饮食调整、加强体力活动等也是可以控制肥胖的，从而促进高危人群的行为改变。

此外，要通过对学校、社区、工作场所的人群进行筛查，及时发现高危人群，并对高危人群进行体重监测和管理。

3. 对肥胖相关性疾病患者的针对性干预

对已有肥胖并有肥胖相关性疾病的患者，不仅要预防体重进一步增加，最好能使体重有所降低，并对出现的并发症进行疾病管理。

针对性干预的措施包括：制定减轻体重的目标和措施，积极配合肥胖并发症的药物治疗。同时，通过健康教育让患者认识到，肥胖可能进一步加重疾病的危险性，虽然很多肥胖症在短期内达到理想体重的目标不太现实，但即使比原有体重减少 5%～10%也会对疾病的治疗有益，从而，提高患者的治疗信心。

第七章　肥胖症的饮食干预

通过饮食干预,减少热量摄入,是超重和肥胖者减重的基础措施。但在减少饮食中热量摄入的同时，也要满足人体对于营养的需要，这就要求膳食平衡。

一、食物和营养

食物是指可供食用，能够满足人体活动需求的物质。人体必须摄取、消化、吸收和利用食物中营养素以维持生命活动的整个过程。营养素是指食物中含有的能维持生命，促进机体生长发育和健康的化学物质。食物的营养价值指食物中的营养素和热能是否满足人体需要。营养素主要包括蛋白质、脂肪、糖类、矿物质、维生素、膳食纤维和水。

（一）营养素的分类

按照中国营养学会对营养素的分类，食物中所含的营养素分为宏量营养素、微量营养素、膳食纤维和水。

1. 宏量营养素

宏量营养素包括糖类、蛋白质和脂肪，它们在消化时分别产生葡萄糖及其他单糖、肽类和氨基酸、脂肪酸和甘油等。这类营养素因为需要量多，在膳食中所含的比重大，所以称为宏量营养素。糖类、蛋白质和脂肪这三大营养素是可以相互转换的，每克营养素在体内产生的热能值:脂肪产热 37.6 千焦耳/克(kJ/g)，相当于 9 千卡/克(kcal/g)，糖类和蛋白质产热 16.7 kJ/g（4 kcal/g）。

 链接：食物的能量

食物的能量是指单位数量的食物中所含的能量，不同的食物产生不同的能量。

能量的单位在国际上通用焦耳（J），但营养学上也经常使用卡路里（cal），1 cal 约等于 4.18 焦耳。

人体每日能量消耗包括基础能量消耗、特殊功能活动和体力活动所消耗的能量总和。基础能量消耗是维持人体最基本生命活动所需的能量，与性别、年龄、身高、体重等有关。特殊功能活动包括消化、吸收所消耗的能量，与生长发育、妊娠、哺乳等生理需要有关。体力活动消耗的能量与活动强度有关。

（1）糖类（碳水化合物）

糖类是由碳、氢、氧三种元素组成的一类化合物，是人类能量的主要来源。糖类可在体内合成，而大部分由体外供给。通常分为单糖、双糖和多糖。

① 单糖：指不能再水解的糖类，是构成各种双糖和多糖的分子的基本单位，如葡萄糖、果糖、半乳糖等。

② 双糖：由两分子单糖形成，如蔗糖（葡萄糖＋果糖）、乳糖（葡萄糖＋半乳糖）、麦芽糖（2 分子葡萄糖）等。

③ 多糖：由多个单糖分子缩合而成，是一类分子结构复杂的糖类物质。由一种单糖分子缩合而成的多糖称为均一性多糖，如淀粉、糖原、纤维素，它们由葡萄糖组成，淀粉和糖原是葡萄糖的储存形式。不同的单糖分子缩合而成的多糖为不均一多糖，如透明质酸、硫酸软骨素等。此外，蜂蜜（蜜糖）的主要成分为单糖（葡萄糖和果糖），也含有少量的双糖和多糖等。

 链接：血糖生成指数（GI）

血糖生成指数指人体食用一定食物后引起血糖升高的水平，用以衡量食物中碳水化合物对血糖浓度的影响，一般用含 50 g 碳水化合物的食物与 50 g 葡萄糖在 2 小时内血糖水平的百分比值来表示，通常将葡萄糖的血糖生成指数定为 100。

当血糖生成指数在 75 以上时，为高 GI 食物，食物进入胃肠后消化吸收率高，葡萄糖释放快，血糖较高，如谷薯类食物。

血糖生成指数在 55 以下时，为低 GI 食物，如豆类、乳类等。

血糖生成指数在 55～75 之间时，为中等 GI 食物。

（2）蛋白质

蛋白质是维持生命必不可少的物质，不仅是人体组织细胞的主要结构成分，调节生理功能，也可以参与提供能量。蛋白质含有的基本元素包括碳、氢、氧、氮等，氨基酸是蛋白质的基本组成单位。人体内蛋白质的种类很多，但都是由多种氨基酸按不同比例组合而成的。食物中的蛋白质在体内经过消化被水解成氨基酸吸收后，合成人体所需的蛋白质，因此，人体对蛋白质的需要也就是对氨基酸的需要。营养学上将氨基酸分为必需氨基酸和非必需氨基酸。必需氨基酸指人体自身不能合成而必须从食物中摄取的氨基酸，包括赖氨酸、蛋氨酸、亮氨酸、异亮氨酸、苏氨酸、缬氨酸、色氨酸、苯丙氨酸；对于非必需氨基酸而言，人体可以自身合成或由其他氨基酸转化而来，可以不从食物直接摄取。通常将含必需氨基酸种类齐全、数量充足、比例恰当的蛋白质称为优质蛋白质，如动物性食品及植物性食品中的大豆等。

 链接：蛋白质的生物效价

一种营养素的生物效价是指该营养素被摄入后，被小肠吸收并参与代谢过程，储留在体内的部分占摄入总量的比值，也称生物学利用率。

蛋白质的生物效价是指食物蛋白质被消化吸收后在体内的储留程度，表示蛋白质的利用率。可用蛋白质被吸收后储留氮占吸收氮的比值表示。生物效价越大，其利用率越高。比如，鸡蛋的蛋白质生物效价可达 94，牛肉 76，大米 65。蛋白质生物效价的顺序依次为：动物制品、豆类、谷类等。

（3）脂类

脂类是油脂（甘油三酯）和类脂（磷脂、固醇类）的总称。脂类是人体需要的重要营养素之一，脂类与蛋白质、糖类是人体产能的三大营养素，在供给人体能量方面起着重要作用。食物中的油脂主要是油和脂肪，一般把常温下液体的油脂称作油，而把常温下固体的油脂称为脂肪。类脂中磷脂是含有磷酸的脂类，磷脂是生物膜的重要组成部分。类脂中的固醇类主要包括胆固醇，胆固醇也是构成生物膜的重要成分，并可进一步转变成类固醇激素（性激素和肾上腺皮质激素）及胆汁酸。

食物中脂肪（甘油三酯）是由甘油和脂肪酸合成的，脂肪酸是由碳、氢、氧三种元素组成的化合物，其中，有双键的脂肪酸称为不饱和脂肪酸（单不饱和脂肪酸与多不饱和脂肪酸），没有双键的则称为饱和脂肪酸。不饱和脂肪酸主要分为三类：n-9 系列的单不饱和脂肪酸如油酸，n-6 系列的多不饱和脂肪酸如亚油酸，n-3 系列的多不饱和脂肪酸如亚麻酸以及鱼油所含的 20 碳 5 烯酸（EPA）和 22 碳 6 烯酸（DHA）。此外，根据机体能否自己合成脂肪酸，又分为必需脂肪酸和非必需脂肪酸。必需脂肪酸为人体生命活动必不可少，而机体不能自己合成，必须依赖食物供应，它们都是不饱和脂肪酸，如亚油酸、亚麻酸。

 链接：氢化植物油与反式脂肪酸

脂肪酸是由不同数目的碳原子组成的碳链，当碳链上的碳原子出现以双键形式连接时（—C=C—），脂肪酸就是不饱和的，根据不饱和键的数目分为单不饱和脂肪酸和多不饱和脂肪酸。当碳碳双键上结合氢原子的部位在双键同一侧时为顺式脂肪酸，如果结合氢原子的部位在双键两侧则为反式脂肪酸。

植物油为顺式脂肪酸，基本不含反式脂肪酸，但因植物油高温不稳定和不容易保存，因此引进了氢化技术，即在一定的温度和压力下加入氢，使植物油中不饱和脂肪酸中双键上的碳原子与氢原子结合。经过氢化的植物油硬度增加，可使食物更加酥脆，同时还能延长食物的保质期，因此广泛用于薯条、蛋糕、饼干、冰淇淋等。植物油完全氢化则变为饱和脂肪，在植物油不完全氢化过程中就会产生反式脂肪酸。因此，部分氢化油是反式脂肪酸的主要来源。此外，煎炸食品时植物油反复高温加热会产生结构上的变化，由顺式脂肪酸转化成反式脂肪酸。

反式脂肪酸会升高血液中低密度脂蛋白胆固醇(LDL-C)，而降低高密度脂蛋白胆固醇(HDL-C)，反式脂肪酸长期过量摄入还可能会引起肥胖、糖尿病等，从而增加患心脑血管病的风险。

2. 微量营养素

微量营养素，因人体需要量较少，在膳食中所占比例也较小。微量营养素包括矿物质和维生素。

（1）矿物质

矿物质又称无机盐，是人体内除了碳、氢、氧、氮等以有机形式存在以外的其他元素的统称。矿物质在人体内的总量较少，也不能提供能量，但它们在人体内不能自行合成，必须由外界环境供给。矿物质又分常量元素和微量元素。

① 常量元素：在人体内含量较多，需要量较大，包括钾、钠、氯、钙、磷、镁、硫等。

② 微量元素：在人体内含量很少，包括铜、铁、锌、硒、碘、锰、钴、铬、钼、氟等。

（2）维生素

维生素是维持身体健康所必需的一类微量有机物。维生素不是构成机体组织和细胞的组成成分，也不会产生能量，其作用主要是参与机体代谢的调节。多数维生素，机体不能合成或合成量不足，不能满足机体的需要，必须从食物中获得。

维生素可分为脂溶性和水溶性两大类。

① 水溶性维生素：维生素 B1（硫胺素）、B2（核黄素）、B3（烟酸，尼克酸，维生素 PP）、B5（泛酸）、B6（吡哆素）、B7（生物素，维生素 H）、B9（叶酸）、B12（钴胺素）、维生素 C（抗坏血酸）。此

外，维生素 B4（腺嘌呤）已经不再被视为真正的维生素，同时也不再是维生素 B 的成员。

② 脂溶性维生素：维生素 A（视黄醇，抗干眼病维生素）、维生素 D（钙化醇）、维生素 E（生育酚）、维生素 K（凝血维生素）。

3. 膳食纤维

膳食纤维是指植物性食物中不能被人体消化吸收的部分。膳食纤维是一种多糖，它既不能被胃肠道消化吸收，也不能产生能量。

根据是否溶解于水，可将膳食纤维分为两大类：

① 可溶性膳食纤维：可溶解于水，并可吸水膨胀，能被大肠中微生物酵解。在胃肠道内和碳水化合物交织在一起，可延缓碳水化合物的吸收，起到降低餐后血糖的作用。此外，还可促进胆固醇的排泄。如树胶、果胶等，食物中魔芋是一种典型的可溶性膳食纤维。

② 不可溶性膳食纤维：不溶于水，也不能被大肠中微生物酵解。其作用在于促进胃肠道蠕动，加快食物通过胃肠道，减少吸收，并在大肠中吸收水分软化大便，可以起到防治便秘的作用。不可溶性膳食纤维包括纤维素、半纤维素及木质素，食物中麦麸、米糠等含丰富的不可溶性膳食纤维。

一般而言，含有膳食纤维的食物，其脂肪含量相对较低，因此，适量增加食物中的膳食纤维将有助于减重。

4. 水

水是维持生命必需的物质，人对水的需要仅次于对氧气的需要。成人体内水分占人体重的 $60\%\sim70\%$，年龄越小含水量越高，血液含水量高，脂肪含水量低。

人体内水的来源主要从饮水和食物中获得，少量水可由营养物质代谢产生。体内水分主要从尿液中排出，少部分可通过肠道、肺和皮肤排泄。

链接：营养素相关指标

营养素的供给量（RDA）：指在身体正常生理需要的基础上，按照食物生产和饮食习惯的情况而规定的适宜数量。

营养素参考摄入量（DRIs）：是在营养素供给量（RDA）的基础上发展起来的一组每日平均膳食营养素摄入量的参考值，包括以下 4 个指标：

① 平均需要量（EAR）：某一特定性别、年龄及生理状况群体中 50%个体需要量的摄入水平。

② 推荐摄入量（RNI）：相当于传统上使用的 RDA，是可以满足某一特定性别、年龄及生理状况群体中绝大多数（97%~98%）个体需要量的摄入水平。

③ 适宜摄入量（AI）：通过观察和实验获得的健康人群某种营养素的摄入量。

④ 可耐受最高摄入量（UL）：指平均每日可以摄入某营养素的最高量。高于这一数量，可能会给机体带来危害。

 链接：解读食品"营养成分表"

食品应当在标签上强制标示 4 种营养成分和能量。营养成分表是标有食品营养成分名称和含量以及各营养素含量占推荐参考值比值多少的表格，一般由营养素项目、每份含量及营养素参考值组成。

① 营养素项目：其中核心营养素包括蛋白质、脂肪、碳水化合物、钠 4 种。

② 每份含量：营养成分表是以每 100 g 或 100 mL 或每份食用量为单位标注的。

③ 营养素参考值（NRV%）：是营养成分表的核心部分，指给出的营养素含量占每日膳食推荐的营养素参考值的百分比。营养素参考值主要依据中国居民膳食营养素推荐摄入量（RNI）和适宜摄入量（AI）而制定。如某饮料 1 份所摄入的能量占营养参考值的 10%，如果饮用了 10 份这种饮料，从能量角度，就不需要再摄入任何食物了。

（二）食物的分类

食物根据其来源主要分为动物性食物和植物性食物，前者包括肉类、蛋类、乳类等，后者包括谷类、豆类、蔬菜、水果等。各类食物营养价值也不一样。

1. 谷类

谷类食物主要指禾谷类，包括稻类（籼稻、粳稻、糯稻）、麦类（小麦、大麦、燕麦等），以及玉米、高粱、荞麦等。此外，谷类食物也经常包括薯类（红薯、马铃薯、山药、芋头、木薯等）。习惯上，在我国膳食中，谷类食物以稻米和小麦为主。

谷类食物所含营养素 70%以上为糖类淀粉，淀粉是人类最理想、最经济的能量来源。谷类蛋白质含量为 7.5%～15%，谷类蛋白质并非优质蛋白，因其必需氨基酸组成不平衡，赖氨酸含量少，所以谷类食品蛋白质营养价值低于动物性食品。谷类脂肪含量低，以不饱和脂肪酸为主，60%是亚油酸。谷类含矿物质主要在谷皮和糊粉层中，富含磷、镁等，但消化吸收较差。谷类是 B 族维生素的重要来源，主要分布在糊粉层和胚部。谷类加工的精度越高，保留的谷胚和糊粉层越少，维生素的损失就越多。

 链接：全谷物食品

全谷物是指谷物粮食在加工过程中仅脱去种子外面的谷壳，保全全部天然营养的完整谷物食品。

谷类食物由谷皮、胚乳、胚等三个主要部分组成，谷皮为谷粒的最外层，主要由纤维素、半纤维素等组成。胚乳是谷类储存营养的场所，主要含淀粉等。糊粉层在谷皮与胚乳之间，含有丰富的 B 族维生素，可随加工流失到糠麸中。胚是种子最重要的部分，由受精卵发育而成，富含维生素 E，是植物传种接代的部分。

2. 豆类

根据豆类所含的营养素可分为两大类——大豆类及其他豆类。

（1）大豆类

根据种皮颜色大豆可分为黄、青、黑、褐色大豆等，一般通称黄豆，黄豆是大豆中种植最广泛的品种，最常用来制作各种豆制品。

大豆蛋白质的含量高，质量好，含有人体所必需的各种氨基酸。大豆脂肪也具有很高的营养价值，含有很多不饱和脂肪酸，主要是亚油酸。大豆还含有丰富的 B 族维生素等，大豆中的钙含量也高于普通谷类。此外，大豆制品豆渣中的膳食纤维具有降低血浆胆固醇和防止便秘的作用。

豆制品主要是由大豆等原料制作的半成品食物，包括豆浆、豆腐、豆腐干、豆芽等。

（2）其他豆类

其他豆类包括蚕豆、豌豆、绿豆、小豆、芸豆及豇豆等，通常称为杂豆。其他豆类以碳水化合物含量高为特征，也称为淀粉类干豆，常被并入粮食类中。其他豆类的维生素和微量元素与大豆相似。

3. 蔬菜和水果

蔬菜和水果有一些共同的特点，如含水量高，维生素含量丰富，而蛋白质和脂肪含量低。

（1）蔬菜

蔬菜是可以作为食物的一类植物根、茎、叶、花、果实等，如根类萝卜、茎类莴苣、叶类大白菜、花类黄花菜、果类黄瓜等。广义的蔬菜也包括海带、紫菜等藻类和香菇、木耳等菌类蔬菜。

蔬菜中的糖类含淀粉和膳食纤维，蛋白质和脂肪含量很低。蔬菜中含有丰富的维生素 C，还含有能在体内转化为维生素 A 的胡萝卜素。蔬菜中钙和铁的含量也丰富，绿色蔬菜如菠菜虽然含铁量高，但蔬菜中的草酸等影响铁的吸收，铁的吸收利用率较动物性食品为低。

菌藻类蔬菜含有丰富的蛋白质，高于一般性蔬菜水果，脂肪含量很低，膳食纤维丰富，B 族维生素含量高。菌藻类食物中微量元素含量丰富，尤其是铁、锌和硒。此外，海带、紫菜还含有丰富的碘。

（2）水果

水果是对可以食用的植物果实和种子的统称。水果种类繁多，包括鲜果、干果和坚果，所含营养成分因其种类不同而差异较大。

通常所说的水果是指可食用的含水分和糖分较多的植物果实。常见水果分类如仁果类的苹果、梨等，柑果类的柑、橙等，核果类的桃子、李子、樱桃等，浆果类的葡萄、石榴、猕猴桃等，瓜果类的西瓜、香瓜等。

水果的糖类含量比多数蔬菜更高，水果中的糖类主要是淀粉、蔗糖、果糖和葡萄糖。水果含有丰富的维生素、胡萝卜素等。水果还含有丰富的果胶等可溶性膳食纤维。

热带水果是指生长在热带地区的水果，如菠萝、香蕉、荔枝、椰子、芒果等。

此外，坚果是具有坚硬外果皮的果实或种子，如板栗、核桃等，内含丰富的蛋白质、油脂、矿物质、维生素等。如核桃仁含有优质蛋白质，不饱和脂肪酸（亚油酸、亚麻酸），维生素 B、E，以及钙、磷、铁等营养素。

4. 肉类及鱼虾类

肉类及鱼虾类营养价值较高，富含优质蛋白质、脂类、脂溶性维生素、B 族维生素和矿物质等。

（1）畜肉

畜肉包括猪、牛、羊等大牲畜肉及其内脏。畜肉通常分为肥肉和瘦肉，瘦肉中含有丰富的优质蛋白，肥肉的饱和脂肪酸含量较高，内脏和动物脑组织胆固醇含量高，畜肉的糖类含量少。畜类在肝脏中含铁丰富，以血红素铁的形式存在，消化吸收率高。畜肉还含有丰富的维生素 B 和维生素 A，以在肝脏中含量高。

（2）禽肉

禽肉包括鸡、鸭、鹅、鹌鹑等肉及其内脏。禽肉与畜肉相似，也含优质蛋白，禽肉的不饱和脂肪酸含量高于畜肉，禽肉含有丰富的 B 族维生素，禽类在肝脏中铁含量高。

（3）鱼虾类

鱼虾类包括鱼、虾及甲壳类。鱼虾类的优质蛋白含量高，比畜禽肉更容易消化，鱼虾类不饱和脂肪酸含量高，尤其是海鱼油中含有丰富的二十碳五烯酸（EPA）和二十二碳六烯酸（DHA），鱼虾类糖类含量极少。鱼虾类脂溶性维生素 A、D 的含量高于畜禽类，也含有较丰富的钙、磷等矿物质。

5. 乳类

乳类主要指动物乳类，包括牛乳、羊乳、马乳等。乳类经浓缩、发酵等工艺可制成乳制品，如奶粉、酸奶、炼乳等。

牛乳含有几乎人体所需的全部营养素，营养价值非常丰富。牛乳中含有优质蛋白，牛乳蛋白以酪蛋白为主，还含有乳清蛋白。酪蛋白是一种含钙磷的结合蛋白，酪蛋白与钙结合生成酪蛋白钙，再与磷酸钙结合形成复合体胶粒。乳清蛋白是溶解分散在乳清中的蛋白质，乳清蛋白主要包括乳白蛋白和乳球蛋白，后者为免疫球蛋白，具有抗体活性。人乳中蛋白质的组成与牛乳有差异，牛乳以酪蛋白为主，人乳以乳清蛋白为主，乳清蛋白的营养价值更高，含有人体必需的 8 种氨基酸，且配比合理，因此，人乳是婴幼儿的最佳乳类。牛乳中的脂类含有饱和脂肪酸和不饱和脂肪酸，还含有一定量的胆固醇和磷脂。牛乳中的糖类主要以乳糖的形式存在，乳糖在肠道经酶水解为葡萄糖和半乳糖，乳糖具有促进胃肠蠕动和促进钙吸收的作用等。

牛乳的钙、磷含量高，是优质钙的重要来源，但牛乳含铁量低。牛乳富含脂溶性维生素 A、D、E、K，也含有各种 B 族维生素及维生素 C 等。

链接：乳制品

乳制品指以牛羊乳等为原料制成的各种食品。如：

炼乳：以鲜乳为主要原料，经杀菌、浓缩制成的粘稠态产品。

奶粉：以鲜乳为主要原料，经杀菌、浓缩、干燥制成的粉状产品。

酸奶：由鲜乳加有益菌（如乳酸菌）发酵而成，酸奶在发酵后糖类和蛋白质等水解成小分子，更容易消化吸收，乳糖经发酵产生的乳酸促进钙磷吸收。此外，酸奶中的乳酸菌在肠道繁殖，抑制肠道一些腐败菌的繁殖，能够调整肠道菌群等。

6. 蛋类

蛋类包括鸡蛋、鸭蛋、鹅蛋和鹌鹑蛋等，其中食用最广泛的是鸡蛋。

各种蛋类主要由蛋壳、蛋清、蛋黄三部分组成。蛋壳主要成分是碳酸钙，蛋清中营养素主要是蛋白质，生物效价可达 95 以上，是食物中最理想的优质蛋白质。蛋黄的脂类含量较高，含有丰富的不饱和脂肪酸，还含有较多的胆固醇和磷脂，磷脂主要是卵磷脂和脑磷脂。蛋类中的糖类含量较少。蛋黄含有 B 族维生素和维生素 A、D，但几乎不含维生素 C。此外，蛋黄含钙、磷、铁丰富，蛋类的铁含量高，但铁的吸收利用率较低，因为蛋黄中含有的高磷蛋白与铁结合力强，不易解离。

7. 其他类

其他类主要是纯热能食物，包括动植物油、淀粉、食用糖及酒类，主要提供能量，植物油还可提供维生素 E 和必需脂肪酸。其他类还包括食盐，提供钠离子。

二、平衡膳食

膳食指经过加工处理后的食物，即把食物加工成人们可以食用的饭菜。平衡膳食是指由多种食物经过适当搭配组成的能够满足人体对能量及各种营养需求的膳食。平衡膳食包括了"质"和"量"两个方面的含义,"质"是指每天吃的食物种类及其所含的营养结构,"量"是指每天所吃食物的数量及其含有的热量。平衡膳食即指这种质和量的统一。

许多国家都制定了适合本国居民的膳食指南。我国于 1997 年发布了《中国居民膳食指南》和"中国居民平衡膳食宝塔"。2007 年中国营养学会发布了新版的《中国居民膳食指南(2007)》和"中国居民平衡膳食宝塔(2007)"。

1. 中国居民膳食指南

新版膳食指南为一般人群提供了 10 条膳食经典内容:

① 食物多样,谷类为主,粗细搭配。成人每日推荐摄入谷类食物 250～400 g 为宜。食物多样化有利于从各种食物中摄取多种营养素。谷类主要提供糖类、蛋白质、B 族维生素及膳食纤维,最好每天包括 50 g 以上的粗杂粮或全谷类,因为粗杂粮血糖指数低,含丰富的维生素及膳食纤维。稻米、小麦不要加工太精,以免流失所含的矿物质、维生素及膳食纤维。

② 多吃蔬菜水果和薯类。推荐每日摄入各种新鲜蔬菜 300～500 g,各种新鲜应季水果每天 200～400 g。蔬菜水果可以提供丰富的微量元素、维生素及膳食纤维。蔬菜中最好包括一半深色蔬菜如菠菜、芦笋、西兰花、油菜、莴笋叶、西红柿、胡萝卜、茄子、紫甘蓝、香菇、木耳等。常吃薯类如紫薯、红薯、土豆、山药、芋头等,薯类兼有谷类和蔬菜的作用,除提供糖类外,还提供较多的膳食纤维及维生素等。

③ 每天吃奶类、大豆或其制品。每天摄入牛奶或酸奶 300 g(约 300 mL),大豆类 30～50 g 或相当量的豆制品(约相当于 100 g 豆腐干、200 g 豆腐、800 g 豆浆)。主要是补充蛋白质和钙质。

④ 常吃适量的鱼、禽、蛋和瘦肉。推荐每天摄入畜禽肉 50～75 g,鱼虾类 50～100 g,蛋类 25～50 g(相当于 0.5～1 个鸡蛋)。可提供优质蛋白质,以及维生素 A、B 和矿物质。动物性食物选优原则为:鱼类(白肉)优于禽肉(白肉),禽肉优于畜肉(红肉),牛羊肉优于猪肉,瘦肉优于肥肉。少吃肥肉及荤油,以减少脂肪的摄入。

⑤ 减少烹调油用量，吃清淡少盐膳食。推荐每天烹调油 25～30 g（相当于 30～45 mL）。推荐食盐摄入量每天不超过 6 g（约 1 啤酒瓶盖）。烹调油包括植物油和动物油，动物油中饱和脂肪酸和胆固醇含量高，应少吃。植物油含有丰富的不饱和脂肪酸，但单一油种的脂肪酸构成不同，营养特点也不同，提倡食油多样化，如大豆油、花生油、橄榄油、茶籽油、玉米油等。远离反式脂肪酸（糕点、人造奶油、起酥油等）。食盐摄入量还应包括酱油、酱菜、咸菜、咸肉、咸蛋、火腿、味精、鸡精中的盐量。

 链接：调和油

　　调和油是将两种或两种以上成品植物油调配制成的食用油。一般选用精炼花生油、大豆油、菜籽油等为主要原料，还可配有精炼的玉米胚油、小麦胚油、米糠油、油茶籽油等。

　　根据营养要求，将两种或两种以上食用油脂进行科学调配，可以弥补单一品种食用油营养结构不合理的缺陷。

⑥ 食不过量，天天运动，保持健康体重。建议每天累计步行 6 000 步以上或 30 min 以上中等强度运动。食物提供能量，运动消耗能量，进食量与运动是保持健康体重的两个主要因素。健康体重的正常范围为体重指数 18.5～23.9。

⑦ 三餐分配要合理，零食要适当。早餐提供能量应占全天总能量的 25%～30%，午餐应占 30%～40%，晚餐应占 30%～40%。进餐应定时定量。一日三餐中的两餐间隔以 4～6 h 为宜。零食作为一日三餐之外的营养补充，可合理选用，但来自零食的能量应计入全天能量摄入之中。

⑧ 每天足量饮水，合理选择饮料。建议成人饮水量每天至少饮 1 200 mL（约 6 杯水），少量多次，建议选择白开水，运动大量出汗后可选择运动饮料，尽量少喝含糖饮料。

⑨ 如饮酒，应限量。尽量不饮酒，若饮酒尽可能饮用低度酒，成年男性每天饮用酒的酒精量不超过 25 g（约相当于啤酒 750 mL、葡萄酒 250 mL、高度白酒 50 mL）；女性不超过 15 g（约相当于啤酒 450 mL、

葡萄酒 150 mL、高度白酒 30 mL)。

⑩ 吃新鲜卫生的食物。在正规市场采购食物，注意食物包装的标识，鉴别食物新鲜程度，合理储藏食物，合理烹调食物。

2. 中国居民平衡膳食宝塔

为了更直观地告诉人们如何合理膳食，中国营养学会发布了中国居民膳食宝塔（图 7-1）。膳食宝塔中食物摄入量是指食物可食部分的生重。宝塔中谷薯杂豆类位于宝塔的底部，向上依次是蔬菜水果类、畜禽鱼蛋类、豆奶类、油盐类。宝塔越往上食物的需要量越少。在膳食宝塔中，植物性食物主要提供碳水化合物、膳食纤维及水溶性维生素等，动物性食物主要提供蛋白质、脂肪、矿物质及脂溶性维生素等，食用油提供能量、脂肪及部分维生素，食盐仅提供钠离子。膳食宝塔提供了一个合理的膳食结构，即以碳水化合物为主，适量蛋白质和脂肪，增加膳食纤维和维生素及矿物质的平衡膳食。

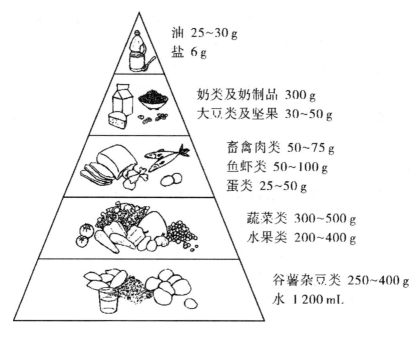

油 25~30 g
盐 6 g

奶类及奶制品 300 g
大豆类及坚果 30~50 g

畜禽肉类 50~75 g
鱼虾类 50~100 g
蛋类 25~50 g

蔬菜类 300~500 g
水果类 200~400 g

谷薯杂豆类 250~400 g
水 1 200 mL

图 7-1　中国居民平衡膳食宝塔

链接：膳食结构

膳食结构是指人们摄入的各类主要食物的数量及其在膳食中所占的比例。

① 发达国家模式：以动物性食物为主，高能量、高脂肪、高蛋白，低膳食纤维。

② 发展中国家模式：以植物性食物为主，膳食纤维充足，蛋白质及脂肪不足，来自动物的维生素及矿物质不足。

③ 日本模式：也称营养模式，结合了东西方膳食的特点，动植物食物比例适当，有利于避免营养缺乏和营养过剩性疾病。

④ 地中海模式：为居住在地中海地区的居民所特有，饱和脂肪酸摄入量低，碳水化合物、蔬菜水果摄入量高。食物加工程度低，新鲜度高。值得推荐，但不容易做到。

三、确定减重所需的饮食热量

一般人群可按照《中国居民膳食营养素参考摄入量表 DRIs》，根据性别、年龄及体力活动水平等条件查表得出每日所需热量及营养素的推荐摄入量（RNI）等。

超重和肥胖者的饮食干预应实现热量的摄入低于热量消耗的负平衡，才能达到减重的目的。为了确定机体每日所需的热量，或者确定肥胖者每日需要减少的热量等，可采用多种计算方法求得每日所需的饮食热量及食物用量。

1. 根据标准体重计算每日所需热量

标准体重是根据个体的身高决定的。

$$标准体重(kg) = 身高(cm) - 105$$

个体在从事不同水平的体力活动时所需要的热量也有差别，对于超重和肥胖者在不同体力活动水平时所需热量可酌情调整（见表7-1）。

$$每日所需热量 = 标准体重 \times 不同活动水平所需热量$$

例如：张先生，35 岁，身高 165 cm，体重 75 kg，从事会计工作。

表 7-1　超重和肥胖者不同体力活动水平每日所需热量

体力活动水平	每日所需热量（kcal/kg）
轻体力活动	20～25
中体力活动	25～30
重体力活动	30～35

张先生的标准体重为 165－105＝60 (kg)。张先生的实际体重比标准体重增加 25% [(75－60)/60×100%＝25%]，体重指数 28，判断为肥胖。张先生从事轻体力活动，所需热量可按照 25 kcal/kg 体重计算。

张先生每日所需热量：60 kg×25 kcal/kg＝1 500 kcal。如果按照实际体重计算热量，则为 75 kg×25 kcal/kg＝1 875 kcal，显然，张先生需要减少每日所需热量。

2. 根据目标体重计算每日所需热量

对于某些严重肥胖者，要想在短时间内达到标准体重，是不容易实现的，而且是不利于健康的。因此，可以按照在 3～6 个月时间内体重下降达到 5%～15% 的减重目标，计算需要达到的初始目标体重，然后计算每日所需热量。

例如：王太太，50 岁，身高 155 cm，体重 70 kg，为家庭主妇。

王太太的标准体重为 155－105＝50 (kg)，目前实际体重为 70 kg，比标准体重超过 40%，体重指数 30，明显肥胖。

王太太如果在短时间内从 70 kg 减重到标准体重 50 kg 是很难实现的。

按照 3 个月内 10% 的减重目标，3 个月内需要减去 7.0 kg 体重，需要达到的初始目标体重为 70 kg－70 kg×10%＝63 kg。王太太从事家务劳动，可按照中体力活动水平 30 kcal/kg 体重计算热量。

按照王太太原来的实际体重每日热量为

70 kg×30 kcal/kg＝2 100 kcal

按照 3 个月初始目标体重每日所需热量为

63 kg×30 kcal/kg＝1 890 kcal

而按照标准体重每日所需热量为

$$50 \text{ kg} \times 30 \text{ kcal/kg} = 1\,500 \text{ kcal}$$

可见，按照初始目标体重进行减重，还是容易达到目标的。

3. 根据基础代谢率计算每日所需热量

基础代谢是指人体在静息状态下维持生命活动所需的最低能量代谢。静息状态指人体在 18～25℃室温下，空腹、平卧并处于清醒、安静的状态，此时，能量代谢主要用于维持人体最基本的生命活动如体温、呼吸、心跳等。

基础代谢是人体主要的能量消耗，占总能量消耗的 60%～70%，常作为估计成人能量需要的重要基础。

基础代谢可用机体每小时每平方米体表面积散发的热量（$kJ/(h\cdot m^2)$），即基础代谢率（BMR）来表示。一般而言，同一性别、年龄和体重组的正常人基础代谢率很接近，因此，常用基础代谢率的实测值与平均值比较，以相差的百分比值作为正常值的界限，相差超过 15% 即可认为基础代谢异常。

目前，世界上大多采用 WHO 建议的按体重计算 BMR 的公式（见表 7-2），计算一天的基础代谢能量消耗。我国营养学会推荐，18 岁以上人群按公式计算结果应减少 5%，即按照体重得出的基础代谢率再乘以 95%。

表 7-2　基础代谢率公式

年龄	基础代谢率（kcal）	
	男	女
18～29 岁	15.3×体重(kg)＋679	14.7×体重(kg)＋496
30～59 岁	11.6×体重(kg)＋879	8.7×体重(kg)＋829
60 岁以上	13.5×体重(kg)＋487	10.5×体重(kg)＋596

在人体能量代谢中，体力活动水平（PAL）也占重要的部分。根据中国营养学会建议的中国成人活动水平分级（表 7-3），分为轻、中、

重体力活动。

表 7-3　成人体力活动水平分级

体力活动	工作内容举例	活动水平（PAL）	
		男	女
轻	办公室工作人员、售货员、酒店服务人员、教师等工作	1.55	1.56
中	学生日常活动、机动车驾驶、电工安装、车床操作等工作	1.78	1.64
重	非机械化劳动、炼钢、装卸、采矿、舞蹈、体育运动等工作	2.10	1.82

根据基础代谢率计算每日所需热量如下：

每日所需热量＝基础代谢率×95%×体力活动水平系数

对于超重肥胖者，在每日所需热量的基础上减少 500～600 kcal 的热量，每周就可以减轻体重 0.5～1.0 kg。

超重肥胖者每日所需热量＝基础代谢率×95%×体力活动水平系数－600。

例如：向先生，41 岁，身高 175 cm，体重 90 kg，办公室文员。

向先生标准体重为 70 kg，实际体重超过标准体重 28%，BMI 30，肥胖，从事轻体力活动。

根据基础代谢率计算每日所需热量：

$$(11.6×90＋879)×95\%×1.55－600＝2231.6 \text{ (kcal)}$$

按照向先生标准体重计算的每日所需热量为 70 kg×30 kcal/kg＝2 100 kcal，与根据基础代谢率计算的热量较相近。

4. 低热量饮食的种类

低热量饮食即低于身体每日所需热量的饮食。提供低热量饮食以减少食物能量的摄入，是针对超重和肥胖者进行饮食干预的重要措施。

① 低热量平衡饮食（Hypocaloric Balanced Diets，HBD）：或称轻度低热量饮食，每日热量摄入为 1 200～1 500 kcal。此种饮食热量虽低于机体每日所需热量，但营养均衡。适用于 BMI 在 25～35 的超重和肥胖者应用。大多数超重和肥胖者采用低热量平衡饮食即可。

② 低热量饮食（Low Caloric Diets，LCD）：每日提供 800～1 200 kcal 热量的饮食。适用于 BMI 在 35～40 的肥胖者。每日摄入 1 200 kcal 以下的饮食可能会引起维生素及矿物质的不足，需要给予相应的补充。

③ 极低热量饮食（Very Low Caloric Diets，VLCD）：指每日提供的热量小于 800 kcal（600～800 kcal）。适用于 BMI 在 40 以上的肥胖者。这种饮食主要含有高生物效价的蛋白质和适量的糖类等，因为热量极低，平均每周可以减少约 2 kg 体重。一般仅限于严重肥胖及有肥胖相关性疾病者在短时间内应用，不适用于青少年儿童、老年以及孕妇或哺乳期妇女。极低热量饮食时，由于热量缺乏，体内大量脂肪分解产生酮体，可能会引起血中酮体升高，甚至酮症酸中毒。因此，对于重度成年肥胖者在考虑极低热量饮食时，必须在专业人员的指导下进行。

对于三种低热量饮食，可采用阶梯方法，如低热量平衡饮食效果欠佳时，可采用低热量饮食，而低热量饮食仍然没有明显效果时，才会考虑极低热量饮食。此外，对于低热量和极低热量饮食应用的时间均不宜太长，一般以 12～16 周为宜。

在确定减重所需的饮食热量时，比较简便可行的方法是在原来习惯饮食的基础上减少 15%～30%的能量摄取，或者每日减少能量摄取约 600 kcal，可能就会达到每周减轻 0.5 kg 体重的目标了。

四、根据减重热量确定食物用量

（一）根据食物的热能值及营养素比例确定营养素量

食物的热能值即产能系数，指每克产能营养素在体内生物氧化产生的热能值。三大产能营养素包括碳水化合物、蛋白质及脂肪，它们的产能系数分别为：碳水化合物 16.7 kJ（4 kcal）、蛋白质 16.7 kJ（4 kcal）、脂肪 37.6 kJ（9 kcal）。

按照大多数超重和肥胖者适合采用的低热量平衡饮食，建议提供含复杂碳水化合物、低脂肪、适量优质蛋白质的低热量饮食。三大产能营养素占总热量的分配比例为：碳水化合物 50%～60%，蛋白质 15%～20%，脂肪 20%～30%。

每日所需营养素量计算如下：

碳水化合物(g)＝[每日所需总热量(kcal)×50%～60%]÷热能值 4 (kcal/g)

蛋白质(g)＝[每日所需总热量(kcal)×15%～20%]÷热能值 4 (kcal/g)

脂肪(g)＝[每日所需总热量(kcal)×20%～30%]÷热能值 9 (kcal/g)

例如：王太太，家庭主妇，身高 155 cm，按照标准体重及其体力活动水平计算的每日所需热量为 1 500 kcal，王太太每日所需的主要营养素量如下：

碳水化合物(g)＝(1 500×50%～60%)÷4＝188～225 (g)

蛋白质(g)＝(1 500×15%～20%)÷4＝56～75 (g)

脂肪(g)＝(1 500×20%～30%)÷9＝33～50 (g)

（二）按照餐次分配营养素量

减重所需的饮食热量可按早餐 30%、中餐 40%、晚餐 30%的比例进行分配，那么，上述举例王太太一日三餐所需的营养素如下：

早餐：碳水化合物 56～68 g，蛋白质 17～23 g，脂肪 10～15 g；

午餐：碳水化合物 75～90 g，蛋白质 22～30 g，脂肪 13～20 g；

晚餐：碳水化合物 56～68 g，蛋白质 17～23 g，脂肪 10～15 g。

（三）根据食物成分计算食物用量

中国食物成分表公布了常用食物所含的各种营养素量。按照每日所需的饮食热量、营养素及其比例，根据食物成分表可以确定相应的食物用量。

一般早餐的主要品种包括稀饭、馒头、包子、面条、面包、榨菜、鸡蛋、豆浆、牛奶、水果等。

午餐、晚餐的主要品种包括米饭、馒头、饺子、肉、鱼、蔬菜、水果等。

在上述食物中，可分为主食和副食。主食是主要饮食热量来源的食物，由于碳水化合物是饮食热量的主要来源，因此，主食指富含碳水化合物的食物，在我国，主要指谷薯类如大米、面粉等。副食指除了米、面等主食以外的肉、鱼、水果蔬菜等食物，副食主要提供蛋白质、脂肪、维生素和无机盐等营养物质。

 链接：食物的可食部比例与生熟比

从市场上采集来的食物（称为市品），按照居民通常的加工、烹调和饮食习惯，去掉其中不可食用的部分后，剩余的部分即为食物的可食部分。食物成分表标注的是每100 g可食部中各营养素的含量。

食物成分表中可食部比例表示某种食物中可食用部分占该食物的百分比例。

可食部比例(EP) = [(食物重量 − 废弃物重量) ÷ 食物重量] × 100%

食物的生熟比是指生食物重量与熟食物重量的比值。如大米的生熟比为0.4，则50 g大米可以烹调出125 g米饭。

1. 确定主食用量

例如：仍以上述王太太为例，每日所需减重热量为1 500 kcal，其早餐营养素量为碳水化合物60 g，蛋白质20 g，脂肪10 g。早餐供应稀饭、馒头、牛奶、煮鸡蛋、黄瓜。

主食为稀饭和馒头，假设稀饭占碳水化合物20%，馒头占80%。

查《中国食物成分表（2002、2004）》。每100 g籼米粥含热量113 kcal，碳水化合物13.4 g，蛋白质1.3 g，脂肪0.2 g。每100 g富强粉馒头含热量226 kcal，碳水化合物50.9 g，蛋白质7.1 g，脂肪1.3 g。

因此，所需的主食用量如下：

稀饭量 = 60 g × 20% ÷ 13.4% = 90 g

馒头量 = 60 g × 80% ÷ 50.9% = 95 g

2. 确定副食用量

① 确定副食中蛋白质量。蛋白质主要由肉、鱼、蛋、奶及大豆类提供。副食中的蛋白质约 2/3 由动物性食物供应，1/3 可由植物大豆类供应。

副食蛋白质量＝每日所需蛋白质量－主食蛋白质量

上述早餐中，稀饭含蛋白质量＝90 g×1.3%＝1.2 g，馒头含蛋白质量＝95 g×7.1%＝6.8 g，副食需要提供的蛋白质量＝20－1.2－6.8＝12 (g)。

本例早餐副食蛋白质由鸡蛋和牛奶提供。查表得知，每 100 g 煮鸡蛋（可食部比例 86%）含热量 151 kcal、碳水化合物 0.1 g、蛋白质 12.1 g、脂肪 10.5 g。按照一个鸡蛋平均约 60 g 计算，一个鸡蛋含热量 78 kcal（60×86%×151/100），碳水化合物 0.05 g（60×86%×0.1%），蛋白质 6.25 g（60×86%×12.1%），脂肪 5.42 g（60×86%×10.5%）。每 100 g 牛奶含热量 54 kcal，碳水化合物 3.4 g、蛋白质 3.0 g、脂肪 3.2 g。

因此，1 个鸡蛋（60 g）加上 200 g 牛奶（约 195 mL，牛奶密度为 1.03）提供的蛋白质约为 12 g。

② 确定副食中的脂肪量。脂肪主要来源于植物油、动物脂肪及坚果等。

烹调用油量＝每日所需脂肪量－食物中的脂肪量

如本例早餐中的脂肪主要由鸡蛋和牛奶提供，约为 11 g。不再需要烹调用油。

③ 确定蔬菜水果量。蔬菜水果含热量低，而维生素和膳食纤维含量丰富，蛋白质和脂肪含量很低。水果的碳水化合物含量比蔬菜略高。

蔬菜水果用量可以按照中国居民膳食指南的推荐用量，如每日蔬菜 300～500 g，水果 200～400 g。但如果某种蔬菜水果含碳水化合物和热量较高，则需要计入每日所需的总热量内。

如本例早餐提供 100 g 迷你黄瓜（可食部比例 92%）含热量 12 kcal，碳水化合物 2.5 g、蛋白质 1.0 g、脂肪 0.2 g。100 g 迷你黄瓜实际含热量 11 kcal，碳水化合物 2.3 g，蛋白质 0.92 g，脂肪 0.18 g。

再例如：王太太午餐所需营养素为：碳水化合物 75～90 g，蛋白质 22～30 g，脂肪 13～20 g。午餐提供：米饭、酱牛肉、豆腐干、菠菜、菜油。

首先确定主食量。王太太午餐需要碳水化合物 75～90 g，主食由米饭提供。

查食物成分表。每 100 g 稻米（生米）含热量 346 kcal，碳水化合物 77.9 g，蛋白质 7.4 g，脂肪 0.8 g。以午餐 78 g 碳水化合物计算，需要大米为 100 g。

确定副食量。王太太午餐需要蛋白质 22～30 g。已知主食 100 g 大米中含有蛋白质 7.4 g，因此副食应提供的蛋白质量为 14.6 g（22－7.4 g）。根据动物蛋白与植物蛋白比例，牛肉蛋白质为 9.74 g（14.6 g ×66.7%），豆腐干蛋白质为 4.86 g（14.6 g×33.3%）。查食物成分表，酱牛肉含热量 229 kcal，碳水化合物 0，蛋白质 33.2%，脂肪 10.7%。豆腐干含热量 140 kcal，碳水化合物 11.5%，蛋白质 16.2%，脂肪 3.6%。因此，需要酱牛肉 29.3 g（9.74÷33.2%），需要豆腐干 30.0 g（4.86÷16.2%）。

王太太午餐需要的脂肪量为 13～20 g。已知主食大米提供 0.8 g 脂肪，酱牛肉提供 3.14 g 脂肪，豆腐干提供 1.08 g 脂肪，因此，余下所需的脂肪主要由菜油提供，需要菜油提供约 10 g 脂肪（15－0.8－3.14－1.08）。查食物成分表，菜油含热量 899 kcal，脂肪 99.9%，需要 10 g 菜油。

查食物成分表，每 100 g 菠菜（可食部 89%）含热量 24 kcal，碳水化合物 4.5 g，脂肪 0.3 g，蛋白质 2.6 g。按照平衡膳食的要求，每日需要蔬菜 300～500 g，午餐可提供 200 g 菠菜，实际提供热量 43 kcal，碳水化合物 8.0 g，脂肪 0.5 g，蛋白质 4.6 g。

 链接：智能营养配餐系统

智能营养配餐是将营养配餐原理结合计算机技术以完成更科学的配餐过程，借助营养配餐软件的快速计算功能，分析配餐对象的营养需要从而提高配餐效率。

配餐软件在配餐对象输入性别、年龄、身高、体重等信息后，系统会自动给出体重评价，如消瘦、超重、肥胖等。对于需要减重者，则输入目标体重。

选择体力活动水平，系统自动计算消耗的热能。

确定营养标准可以选择计算标准（根据配餐对象的个人信息自动计算）、国家推荐的营养摄入标准（DRIs），也可以自定饮食热量及营养素标准。

在确定营养标准后，系统会从菜谱库中智能化选择合理的菜谱，可以是一天或一周的菜谱。

配餐系统也会对菜谱进行全面的营养分析，计算营养素含量及比例，将营养摄入量与营养标准进行对比等。

（四）查表选择不同饮食热量的食物摄入量

根据饮食热量计算食物摄入量的过程很复杂，虽然计算结果比较精确，但不容易掌握。如果已知每日所需的饮食热量，也可根据一个简易表格查找各类食物的用量，如表7-4所示。

表7-4　不同饮食热量的各类食物量

热量（kcal）	食物量（g）							
	谷类	肉禽鱼	蛋类	牛奶	豆腐	蔬菜	水果	植物油
1 000	150	50	25	250	50	400	100	10
1 200	150	75	50	250	100	500	100	10
1 400	200	75	50	250	100	500	100	15
1 600	250	75	50	250	150	500	100	15
1 800	275	100	50	250	150	500	100	20
2 000	300	125	50	250	200	500	100	20

以每日1 200 kcal热量为例，根据表格中各食物摄入量及食物成分表来验证营养素及热量情况。

① 谷类150 g：选取大米和面粉各占50%，75 g大米含热量75×

346%＝260 kcal，碳水化合物 75×77.9%＝58.4 g，蛋白质 75×7.4%＝5.6 g，脂肪 75×0.8%＝0.6 g。75 g 面粉含热量 263 kcal，碳水化合物 56.4 g，蛋白质 7.7 g，脂肪 0.8 g。

② 肉禽鱼 75 g：选取鳊鱼（可食部 59%），含热量 75×135%＝101 kcal，碳水化合物 75×1.2%＝0.9 g，蛋白质 75×18.3%＝13.7 g，脂肪 75×6.3%＝4.7 g。

③ 蛋类 50 g：选取鸡蛋（可食部 88%），含热量 50×144%＝72 kcal，碳水化合物 50×2.8%＝1.4 g，蛋白质 50×13.3%＝6.7 g，脂肪 50×8.8%＝4.4 g。

④ 牛奶 250 g：250 g 牛奶含热量 250×54%＝135 kcal，碳水化合物 250×3.4%＝8.5 g，蛋白质 250×3.0%＝7.5 g，脂肪 250×3.2%＝8.0 g。

⑤ 豆腐 100 g：含热量 100×81%＝81 kcal，碳水化合物 100×4.2%＝4.2 g，蛋白质 100×8.1%＝8.1 g，脂肪 100×3.7%＝3.7 g。

⑥ 蔬菜 500 g：选取西红柿与大白菜各 250 g。西红柿（可食部 97%）含热量 250×19%＝47.5 kcal，碳水化合物 250×4.0%＝10 g，蛋白质 250×0.9%＝2.3 g，脂肪 250×0.2%＝0.5 g。大白菜（可食部 87%）含热量 43 kcal，碳水化合物 8.0 g，蛋白质 3.8 g，脂肪 0.3 g。

⑦ 水果 100 g：选取梨（可食部 82%），含热量 100×44%＝44 kcal，碳水化合物 100×13.3%＝13.3 g，蛋白质 100×0.4%＝0.4 g，脂肪 100×0.2%＝0.2 g。

⑧ 植物油 10 g：选取菜油，含热量 10×899%＝90 kcal，脂肪 10×99.9%＝10 g。

每日营养素及热量为：碳水化合物 161 g，提供热量 161×4＝644 kcal；蛋白质 56 g，提供热量 56×4＝224 kcal；脂肪 33 g，提供热量 33×9＝299 kcal。

按照表格提供的食物摄入量，全部食物提供饮食热量 1 167 kcal，其中碳水化合物占 55%，蛋白质占 19%，脂肪占 26%，可见，饮食热量相近，且营养素比例合理，具有较好的可操作性。

五、选择减重食物种类

在限制每日饮食热量摄入的同时，饮食干预也必须满足人体对各种营养素的需求，并且，所提供的食物还要具备一定的饱腹感，以满足人的基本食欲。

（一）选择低能量密度食物

食物的能量密度是指单位体积或重量的食物所产生的能量大小。食物的能量密度与食物的水分和脂肪含量有关，水分含量高的食物能量密度低，脂肪含量高的食物能量密度高。低能量密度食物即食物体积较大而所含能量较低的食物，如蔬菜和水果的体积大而能量密度低，又富含人体必需的维生素、矿物质及膳食纤维。

食物能量密度的计算一般是按照 100 g 食物提供的能量占一天膳食能量推荐摄入量的比例。

如成年男性每日能量推荐摄入量为 2 400 kcal。100 g 馒头含能量为 226 kcal，则馒头的能量密度为 226/2 400＝0.094。而 100 g 炒花生含能量为 589 kcal，炒花生的能量密度为 589/2 400＝0.245。因此，同等质量下，花生米所含能量是馒头的 2.6 倍。

不同食物按照能量密度可分为低能量密度食物、高能量密度食物等。

① 低能量密度食物：按照国家《预包装食品营养标签通则》的规定，所含能量低于 40 kcal (170 kJ)/100 g 的食物才能标注为"低能量"。低能量食物如芹菜叶（31 kcal/100 g）、番茄（19 kcal/100 g）、库尔勒梨（28 kcal/100 g）、草莓（30 kcal/100 g）、豆浆（14 kcal/100 g）。此外，灵蜜瓜（产于内蒙古的一种甜瓜）所含能量仅为 3 kcal/100 g。

② 高能量密度食物：所含能量在 400 kcal/100 g 以上的食物。如牛肉干（550 kcal/100g）、方便面（472 kcal/100 g）、巧克力（586 kcal/100 g）等。而某些食用油如棕榈油，其能量可达 900 kcal/100 g。

超重和肥胖者可增加选择低能量密度的食物（表 7-5），而应减少高能量密度食物的摄入（表 7-6）。

表 7-5 低能量食物举例（以 100 g 可食部计）

食物名称	能量（kcal）	食物名称	能量（kcal）	食物名称	能量（kcal）
灵蜜瓜	3	辣椒（青、尖）	23	芒果	32
籽瓜	4	小葱	24	啤酒（均值）	32
地衣（水浸）	6	菠菜	24	青梅	33
芥菜（茎用）	7	胡萝卜汁饮料	24	海蜇皮	33
白瓜	10	芸豆	25	牛奶（脱脂）	33
冬瓜	11	西瓜	25	西兰花	33
油菜（小）	11	白粉桃	25	哈密瓜	34
笋瓜	12	海参（水浸）	25	西柚汁饮料	34
海带	12	白菜薹	25	柠檬	35
莴笋	14	金针菇	26	秋里蒙苹果	35
豆浆	14	韭菜	26	什锦菜	35
豆腐脑	15	酸梨	26	杏	36
黄瓜	15	甜瓜	26	李子	36
小白菜	15	木瓜	27	菠萝汁饮料	36
瓢儿白	15	荷兰豆	27	苹果酒（干型）	36
生菜	15	马齿苋	27	酱大头菜	36
大白菜（均值）	17	酸枣果汁饮料	27	凉粉	37
西葫芦	18	四季豆	28	扁豆	37
绿豆芽	18	杨梅	28	蒜苗	37
番茄	19	库尔勒梨	28	红玫瑰葡萄	37
苦瓜	19	豇豆	29	冬果梨	37
竹笋	19	杨桃	29	加饭黄酒	37
蘑菇（鲜）	20	榨菜	29	小叶橘	38
丝瓜	20	草莓	30	黄豆酱油	38
橙汁汽水	20	旱苹果	30	柠檬汽水	38
白萝卜	21	豆角	30	枇杷	39
茄子（均值）	21	粒粒果奶饮料	30	杏仁椰汁饮料	39
木耳（水发）	21	豆奶	30	巧克力豆奶	39
白兰瓜	21	香菜	31	蕨菜	39
甘蓝	22	醋（均值）	31	冬笋	40
南瓜	22	苋菜（紫）	31	四川红橘	40

表 7-6 高能量食物举例（以 100 g 可食部计）

食物名称	能量（kcal）	食物名称	能量（kcal）	食物名称	能量（kcal）
棕榈油	900	核桃	627	开口笑	512
辣椒油	900	芝麻酱	618	凤尾酥	511
胡麻油	900	葵花籽（炒）	616	香肠	508
混合油(菜+棕)	900	油炸土豆片	612	奶油(食品工业)	504
橄榄油	899	炸杏仁	607	杏仁（大）	503
椰子油	899	山核桃（干）	601	起酥（点心）	499
棉籽油	899	杏仁（炒）	600	猪头皮	499
麦芽油	899	黄油渣	599	腊肉（生）	498
花生油	899	葵花籽	597	油面筋	490
红花油	899	花生酱	594	全脂加糖奶粉	490
豆油	899	榛子（炒）	594	桃酥	481
大麻油	899	花生（炒）	589	夹心酥饼	481
菜籽油	899	羊肉干	588	核桃薄脆	480
葵花籽油	899	巧克力	586	全脂牛奶粉	478
芝麻油	898	腊肠	584	芥末	476
色拉油	898	猪肉（脖）	577	金钱酥	474
牛油（炼）	898	炸素虾	576	方便面	472
猪油（炼）	897	炒南瓜籽	574	奶片	472
鸭油（炼）	897	西瓜籽（炒）	573	芝麻桃酥	467
羊油（炼）	895	维夫巧克力	572	肉豆蔻	465
玉米油	895	腰果	552	硬皮糕点	463
黄油	888	牛肉干	550	春卷	463
奶油	879	曲奇饼	546	奶皮子	460
酥油	860	全蛋粉	545	腐竹	459
牛油	835	木榧	539	老年肉松	458
猪油	827	芝麻南糖	538	豆腐丝（干）	451
羊油	824	鸭皮	538	开花豆	446
猪肉（肥）	807	芝麻（黑）	531	牛肉松	445
白脱（牛油）	744	焦圈	530	鸡肉松	440
松子仁	698	维夫饼干	528	江米条	439
蛋黄粉	644	麻花	524	酥糖	436
松子（生）	640	白芝麻	517	北京烤鸭	436

大多数蔬菜水果为典型的低能量密度食物，这些蔬菜水果含水分较多，含脂肪少，热量低，具有很好的减重效果。

冬瓜：热量很低，几乎不含脂肪，水分含量多，并含有丙醇二酸，这种物质可以抑制糖类转化为脂肪，阻止体内脂肪堆积，有助于减重。

黄瓜：热量低，含水分多，脂肪含量很低，也含有丙醇二酸，有助于减重。

白萝卜：热量低，含水分多，脂肪含量很低，膳食纤维和维生素含量丰富，此外，白萝卜还含有淀粉酶，促进淀粉等食物的代谢，膳食纤维促进胃肠蠕动。

辣椒：含热量低，辣椒是维生素 C 含量最为丰富的蔬菜之一，辣椒所含的辣椒素具有多种作用，具有抗炎、镇痛作用，同时，辣椒素促进神经传导物质的分泌，促进体内脂肪代谢，增加能量消耗，还可通过多种方式降低有害胆固醇的水平。

豆芽：热量较低，含水分较多，脂肪少，营养丰富，并含有较多膳食纤维，有助于减重。

竹笋：竹笋的可食用部分热量低，含水分多，低糖、低脂肪，多膳食纤维，促进胃肠蠕动，有助于降低体内多余脂肪。

韭菜：低热量、低脂肪，含有丰富的维生素及膳食纤维，促进胃肠蠕动，有助于减重。

（二）选择含复杂碳水化合物的食物

历史上，人们将碳水化合物（糖类）分为简单糖类（单糖与双糖）和复杂糖类（多糖）。在人和动物中的多糖主要是糖原，在植物中的多糖主要是淀粉和纤维素。因此，富含复杂碳水化合物的食物主要指淀粉和纤维素。

含复杂碳水化合物的食物有利于减轻体重，是因为：

① 复杂碳水化合物在胃肠道消化和吸收的时间更长，进入血液的速度更慢，引起血糖水平升高的速度也更平缓，而作为简单碳水化合物的单糖和双糖消化和吸收很快，引起血糖水平升高的速度也更快（血糖生成指数高），会迅速刺激胰岛素分泌以恢复正常的血糖水平。如果降低血糖水平过快，就会产生明显的饥饿感，促进人们进食。

②复杂碳水化合物常含有丰富的膳食纤维，膳食纤维在胃肠道不能被消化和吸收，也不产生能量，但膳食纤维在胃肠道与淀粉类碳水化合物交织在一起，可以延缓碳水化合物的吸收，膳食纤维还能促进胃肠道蠕动，加快食物通过胃肠道以减少食物的吸收，此外，膳食纤维可增加食物的体积，增加饱腹感，减少饥饿感，从而，有利于减轻体重。

富含淀粉和膳食纤维的复杂碳水化合物主要存在于谷薯类和一些蔬菜类食物中（表7-7），表7-7中碳水化合物的数值包括了膳食纤维，因为膳食纤维几乎不提供能量，在计算食物能量时，可先从碳水化合物中减去膳食纤维再进行计算。

表7-7　富含膳食纤维的食物举例（以100 g可食部计）

食物名称	膳食纤维（g）	碳水化合物（g）	食物名称	膳食纤维（g）	碳水化合物（g）
魔芋精粉	74.4	78.8	酸枣	10.6	73.3
山楂（干）	49.7	78.4	黑豆	10.2	33.6
松蘑（干）	47.8	48.2	大麦	9.9	73.3
辣椒(红、尖、干)	41.7	52.7	白芝麻	9.8	31.5
发菜（干）	35.0	60.8	榛子（干）	9.6	24.3
红菇（干）	31.6	50.9	核桃（干）	9.5	19.1
香菇（干）	31.6	61.7	杏仁（炒）	9.1	18.7
小麦麸	31.3	61.4	开心果（熟）	8.2	21.9
银耳（干）	30.4	67.3	玉米（白，干）	8.0	74.7
木耳（干）	29.9	65.6	花生（鲜）	7.7	13
桑葚（干）	29.3	54.2	黄花菜（干）	7.7	34.9
紫菜（干）	21.6	44.1	赤小豆	7.7	63.4
蘑菇（干）	21.0	52.7	黄豆粉	7.0	37.6
黄豆	15.5	34.2	扁豆	6.5	61.9
黑芝麻	14	24.0	荞麦	6.5	73.0
扁豆（白）	13.4	55.6	玉米（黄，干）	6.4	73
青豆	12.6	35.4	绿豆	6.4	62.0
松子（炒）	12.4	21.4	玉米面（白）	6.2	73.1
海带菜	11.3	15.3	燕麦面(莜麦面)	5.8	67.7
小麦	10.8	75.2	花生仁（生）	5.5	21.7

（三）选择含优质蛋白质的食物

优质蛋白质是指含必需氨基酸种类齐全、数量充足、比例恰当的蛋白质，这类蛋白质所含必需氨基酸的构成比例与人体蛋白质最为接近，也更容易被人体吸收和利用，因此，也称为高生物效价蛋白质。优质蛋白质主要存在于动物性食物如瘦肉、鱼、蛋、奶中，也存在于部分植物性食物如大豆等。

蛋白质是生命的物质基础，是构成人体细胞和组织的重要成分，是生命活动所必需的营养物质。虽然蛋白质也可提供热能，但并不是主要的供能物质，只有在碳水化合物和脂肪不足时才发挥供能作用。

超重和肥胖者为了减轻体重，需要限制饮食热量的摄入，但也必须提供适量蛋白质食物，尤其要保证有足够优质蛋白质的摄入。在饮食热能处于负平衡时，摄入足够蛋白质可以减少人体肌肉等瘦组织中的蛋白质被动员作为能量而消耗。

富含蛋白质的食物举例见表 7-8。不同食物的蛋白质含量差别较大，并且其吸收利用率（生物效价）也各不相同。

蔬菜和水果中的蛋白质含量很低。但藻类食物中螺旋藻是目前已知植物中蛋白质含量较高的一种，并含有人体必需的氨基酸。谷类蛋白质含量为 7%～15%，多＜10%，其氨基酸组成不平衡，生物效价低于动物类食物，如小麦与大米的生物效价约为 65。豆类中的大豆蛋白质含量为 35%～40%，为优质蛋白质，大豆生物效价约为 73。畜禽肉蛋白质含量为 10%～20%，基本为优质蛋白，生物效价在 80 左右，如牛肉生物效价约为 76。鱼类蛋白质含量 15%～25%，为优质蛋白质，生物效价可达 85～90。乳类蛋白质含量约 3%，为优质蛋白质，生物效价为 85，仅次于蛋类。蛋类蛋白质含量 12%左右，其氨基酸组成与人体蛋白质最为接近，生物效价最高，全蛋生物效价为 94，是最理想的天然优质蛋白质。

在平衡膳食中，将不同食物进行搭配，可以弥补单一食物所含氨基酸的不足，从而发挥蛋白质的互补作用。

表 7-8 富含蛋白质的食物举例（以 100 g 可食部计）

食物名称	蛋白质（g）	食物名称	蛋白质（g）
螺旋藻（干）	64.7	鳝鱼	18.0
鱿鱼（干）	60.0	泥鳅	17.9
鲍鱼（干）	54.1	鲢鱼	17.8
海参（干）	50.2	河蟹	17.5
虾仁	43.7	莲子（干）	17.2
黄豆	35.0	鲑鱼	17.2
烤鸡	28.1	鲫鱼	17.1
花生仁	24.8	北京烤鸭	16.6
千张	24.5	草鱼	16.6
葵花籽	23.9	豆腐干	16.2
羊肉（瘦）	20.5	鸭肉	15.5
猪肉（瘦）	20.3	猪肾	15.4
牛肉（瘦）	20.2	鸡蛋	13.3
全脂牛奶粉	20.1	鹌鹑蛋	12.8
兔肉	19.7	鸭蛋	12.6
鸡肉	19.3	鹅蛋	11.1
猪肝	19.3	扇贝（鲜）	11.1
芝麻（黑）	19.1	豆腐	8.1
龙虾	18.9	低脂牛奶	3.4
鳊鱼	18.3	脱脂酸奶	3.3

 链接：限制氨基酸与蛋白质的互补作用

　　食物中一种或几种必需氨基酸含量相对较低，导致其他必需氨基酸不能被充分利用，造成其蛋白质营养价值较低，这种含量相对较低的必需氨基酸称限制氨基酸。赖氨酸、蛋氨酸和色氨酸在普通食物中是主要的限制氨基酸。

> 蛋白质互补指将两种或两种以上的食物混合食用，其食物中的蛋白质可以互相配合，取长补短，使混合食用的食物所含氨基酸的比例更接近人体需要的氨基酸模式，从而提高混合蛋白质的生物效价。如黄豆与玉米搭配，黄豆蛋白中丰富的赖氨酸和色氨酸弥补了玉米中这两种氨基酸的不足，而玉米中丰富的蛋氨酸也弥补了黄豆中的蛋氨酸的含量较低。此外，豆腐与鱼搭配，豆腐中蛋氨酸的不足可由鱼肉补充，同时，豆腐含钙量高，鱼肉富含维生素 D，两者搭配可以促进钙的吸收。

（四）减少高脂肪食物

脂肪是人体的主要供能物质，也是体内热能的储备形式，此外，还能促进脂溶性维生素的吸收。脂肪酸是构成脂肪的基本单位，包括饱和脂肪酸和不饱和脂肪酸。限制和减少食物热能的摄入应以减少脂肪为主，尤其是减少富含饱和脂肪酸的动物脂肪（如肥肉、内脏、蛋黄等）。饱和脂肪酸摄入量过多是导致血胆固醇、甘油三酯、低密度脂蛋白胆固醇升高的主要原因，可促进形成动脉粥样硬化。而不饱和脂肪酸可降低血中胆固醇及甘油三酯水平，抑制血小板聚集等，有助于预防动脉粥样硬化的发生。不饱和脂肪酸又分为单不饱和脂肪酸和多不饱和脂肪酸。单不饱和脂肪酸如油酸，主要存在于茶籽油、橄榄油、花生油、菜籽油等。多不饱和脂肪酸如 n-6 系列的亚油酸主要存在于葵花籽油、玉米油、大豆油等，n-3 系列的亚麻酸主要存在于亚麻籽油、核桃油等。亚油酸、亚麻酸是机体不能自身合成的必需脂肪酸。此外，水产品深海鱼油中也富含 n-3 系列的多不饱和脂肪酸如二十碳五烯酸（EPA）和二十二碳六烯酸（DHA）。

减少脂肪摄入，主要是减少高脂肪类食物（如脂肪含量超过 10%）（表 7-9），而选择适量的富含不饱和脂肪酸的脂肪类食物。

在减少脂肪摄入时，还应注意膳食脂肪酸中饱和脂肪酸、单不饱和脂肪酸、多不饱和脂肪酸三者的比例要适当。目前，世界上公认的建议为：膳食脂肪占总热量的 20%～30%，其中饱和脂肪酸、单不饱和脂肪酸、多不饱和脂肪酸三者的比例为1∶1∶1。在我国居民膳食摄入的脂肪中，约一半来自食物本身所含的脂肪，另一半则来自烹调用的植物油。而来自肉、蛋、奶等动物性食物中的脂肪主要为饱和脂肪酸，因此，由食用油提供的饱和脂肪酸的比例应减少。

表 7-9　高脂肪食物举例（以 100 g 可食部计）

食物名称	脂肪（g）	饱和脂肪酸（g）	食物名称	脂肪（g）	饱和脂肪酸（g）
猪油（炼）	99.6	41.1	腐竹	21.7	3.0
黄油	98.0	52.0	烧鹅	21.5	6.4
奶油	97.0	42.8	猪蹄	18.8	6.3
松子仁	70.6	9.0	酱鸭	18.4	5.9
猪脖	60.5	19.9	方便面	17.9	9.9
猪肋条肉	59.0	20.7	油条	17.6	0.5
核桃仁	58.8	4.8	油豆腐	17.6	3.0
葵花籽仁	53.4	4.5	豆腐皮	17.4	2.6
榛子（炒）	50.3	10.0	烤鸡	16.7	4.6
腊肠	48.3	18.4	三明治(鸡肉)	16.2	4.6
南瓜子（炒）	46.1	7.9	千张	16.0	2.4
西瓜子仁	45.9	5.8	午餐肉	15.9	5.0
花生仁（炒）	44.4	8.4	牛肉松	15.7	2.5
牛肉干	40.0	38.1	鸽肉	14.2	3.3
北京烤鸭	38.4	12.7	羊肉（肥瘦）	14.1	6.2
猪肉（五花）	30.6	10.8	奶油蛋糕	13.9	4.2
金华火腿	28.0	8.2	素火腿	13.2	2.4
熟盐水鸭	26.1	7.4	鸡腿	13.0	4.3
油面筋	25.1	4.7	素鸡	12.5	1.8
奶酪	23.5	12.9	鸡翅	11.8	3.4

　　在选择食用油时，可参考如下几个方面的指标：

① 饱和脂肪酸含量低一些（不超过 10%）。

② 多不饱和脂肪酸含有必需脂肪酸，是不可或缺的，但其所占比例不宜过大（10%以下），多不饱和脂肪酸太活跃，容易发生脂质过氧化反应而对机体组织和细胞造成一定的损伤，并且多不饱和脂肪酸的比例要合理，n-6 系列（亚油酸）与 n-3 系列（亚麻酸）的比例为 4:1 较适当，因为两种必需脂肪酸在体内作用于相同的酶，具有竞争性。

③ 单不饱和脂肪酸含量可更高一些，单不饱和脂肪酸比饱和脂肪酸相对活跃，但又比多不饱和脂肪酸稳定，既有助于降低血脂，又不容易发生脂质过氧化反应，有助于防治心脑血管疾病。

例如，茶籽油的脂肪酸含量中，饱和脂肪酸为 9.6%，单不饱和脂肪酸为 75.3%，多不饱和脂肪酸为 10.6%，其中亚油酸/亚麻酸为 10.0/1.1，约 9:1。菜籽油含饱和脂肪酸 12.6%，单不饱和脂肪酸 56.2%，多不饱和脂肪酸 23.7%，其中亚油酸/亚麻酸为 16.3/8.4，约 2:1。而亚麻籽油（胡麻油）含饱和脂肪酸 9.1%，单不饱和脂肪酸 17.0%，多不饱和脂肪酸 69.8%，其中亚油酸/亚麻酸为 37.1/35.9，约 1:1。

可见，单一的某种食用油很难满足脂肪酸的营养要求，也可选用将两种或两种以上成品植物油调配制成的调和油。

（五）补充微量营养素

当采用较低能量减重膳食（如女性 1 000～1 200 kcal/天，男性 1 200～1 600 kcal/天）时，会因食物减少导致微量营养素不足，尤其是动物性食物摄入减少，容易引起钙、铁、锌以及脂溶性维生素、B 族维生素的缺乏。因此，除了注重食物多样化以及选择富含微量营养素的食物外，还应适量摄入微量营养素补充剂，可以按照推荐的每日营养素摄入量添加混合营养素补充剂。

 链接：食物强化

食物强化，也称营养强化，是指将一种或几种吸收良好且不影响食物感官的微量营养素添加到食物中，以防止或纠正人群中存在微量营养素的缺乏。

> 食物强化策略能以合理的成本快速改善人群微量营养素的状况。如大多数国家食用加碘盐就是一种食物强化策略。

1. 矿物质

铁：常因畜禽肉、鱼类摄入不足，谷物及豆类摄入过高而引起铁摄入减少。

为了补充铁的缺乏，中国曾开展用食用铁强化酱油的研究项目，同时，增加摄入富含维生素 C 的蔬菜水果也可促进铁的吸收。

钙：钙摄入不足常见于乳制品摄入低，以及含草酸类食物（如菠菜、土豆及豆类等）摄入过高而引起。草酸与钙结合生成草酸钙可以引起肾结石，并可影响钙的吸收。增加乳制品可补充钙，维生素 D 可促进钙吸收，可在牛奶中强化钙和维生素 D。

锌：锌缺乏见于动物性食物摄入不足以及含植酸类食物（谷物、豆类等）摄入过高等。在含植酸的膳食中添加动物蛋白可以提高锌的摄入量以及促进锌的吸收。

此外，食用未去毒的木薯，因其含硫氰酸盐而抑制甲状腺碘化物的转运，过量食用木薯会加重碘缺乏，动物性食物摄入低会引起硒缺乏。在补充这些矿物质不足时，除食用碘盐外，也可在食盐中加硒。对于水源中含氟较低的地区，可在公共饮水中强化氟。

2. 维生素

维生素 A：主要来源于动物性食物如蛋类、乳类（视黄醇），以及富含 β-胡萝卜素的蔬菜水果，如果摄入不足易引起维生素 A 缺乏。除了通过食物补充以外，菲律宾曾在人造黄油和面粉中强化维生素 A。

维生素 D：体内维生素 D 主要是由皮肤合成的，但随年龄增加，皮肤合成维生素 D 的能力下降，因此，中老年对膳食中维生素 D 的需求较高。咸水鱼（青鱼、鲑鱼、沙丁鱼）和鱼肝油含有较丰富的维生素 D，可予以补充。此外，很多国家在牛奶中添加了维生素 D。

维生素 E：有多种形式，含量最丰富的是 α-生育酚。维生素 E 主要分布于植物油、坚果等。维生素 E 是主要的抗氧化剂，由于不饱和脂肪酸极易氧化，需要维生素 E 发挥抗氧化作用，因此可在油脂中加入维生素 E。

维生素 C：维生素 C 广泛分布于植物性和动物性食物中，增加新鲜的蔬菜水果摄入即可补充维生素 C 的缺乏。

维生素 B9（叶酸）：绿叶类蔬菜、水果以及乳类、豆类摄入不足，叶酸缺乏的风险增加。美国自 1998 年将叶酸添加到谷类食物中，消除人群低叶酸状况，强化叶酸也能降低血浆同型半胱氨酸水平，从而降低心血管疾病风险。

维生素 B12：动物性食物如肉、蛋、牛奶是人类唯一的维生素 B12 的来源，对于全素食人群，甚至蛋奶素食人群（牛奶和鸡蛋消费者），出现维生素 B12 缺乏的风险较高。可增加肉类、牛奶的摄入，或补充维生素 B12 营养素。

其他 B 族维生素，包括维生素 B1（硫胺素）、维生素 B2（核黄素）、维生素 B3（烟酸）和维生素 B6，这些维生素的食物来源相似，一种 B 族维生素的缺乏也会出现其他 B 族维生素的缺乏。这些水溶性维生素在遇到水或加热时很容易被破坏，尤其是，谷类食物在经过磨粉和去皮后维生素 B1、B2、B3 几乎全部损失。因此，那些食用精细加工的谷类面粉，且摄入动物性食物不足的人群容易出现 B 族维生素缺乏。许多国家在小麦和面粉中复原这些 B 族维生素。

对于要减重的人群而言，由于摄入动物性食物较少，并且食用精细的大米和面粉，常导致钙、铁、锌等矿物质以及维生素 A、B 族维生素等缺乏，应适量摄入这些微量营养素补充剂。

（六）食物交换份法

食物交换份法是指在总热量范围内，将食物热量相等、所含营养素相似的常用食物进行互换的配餐方法。

根据所含营养素将常用食物分为 4 大类 8 小类（表 7-10），每一类食物中以能产生 90 kcal 热量的食物重量（均指生重）为一个交换份，在同类食物中可以按份交换，营养价值基本相等。

食物交换份法的特点是有利于食物多样化，并且简单、实用、容易操作。

表 7-10 每一交换份食物产能营养素含量表

食物分类		每份质量（g）	能量（kcal）	蛋白质（g）	脂肪（g）	糖类（g）	主要营养素
谷薯类	谷薯	25	90	2		20	糖类、膳食纤维
蔬果类	蔬菜	500	90	5		17	维生素、矿物质、膳食纤维
	水果	200	90	1		21	
肉鱼蛋乳豆类	肉鱼蛋	50	90	9	6		蛋白质
	乳类	160	90	5	5	6	
	大豆	25	90	9	4	4	
油脂类	坚果	15	90	4	7	2	脂肪
	油脂	10	90		10		

例如，张先生，根据其身高、体重及体力活动水平，确定每日所需热量 1 200 kcal，那么，所需食物交换份 1 200/90，为 14 个交换份。按照各产能营养素的比例，碳水化合物 60%、蛋白质 20%、脂肪 20%，则需碳水化合物 8 个交换份，蛋白质 3 个交换份，脂肪 3 个交换份。

假定碳水化合物由谷薯类和蔬果类提供，蔬菜和水果各 1 份，则谷薯类需要 8－1－1＝6 个交换份。

蛋白质由肉鱼蛋乳豆类提供，豆类和乳类各 1 个交换份，则肉鱼蛋类所需的交换份为 3－2＝1 个。

脂肪主要由油脂提供，但肉鱼蛋类中含有部分脂肪，一般食用油每日所需 10～20 g，按 2 个交换份，余下脂肪由肉鱼蛋类提供，为 3－2＝1 个交换份。

具体到每一类食物的选择，需要谷薯类 25×6＝150 g，蔬菜 500 g，水果 200 g，肉鱼蛋类 50×1＝50 g（如鸡蛋 1 个或瘦肉 50 g），乳类 160 g（如牛奶 155 mL），大豆 25 g（相当于豆腐干 50 g），食用油 20 g。

然后，把这些食物分配到一日三餐中，可按 30%、40%、30% 的比例或各 1/3 的比例分配到早、中、晚餐。

在每一类食物中，可按能量等值进行交换（表 7-11～表 7-17），以提供食物的多样性。

表 7-11　能量等值谷薯类食物交换份表

谷薯类	质量（g）	谷薯类	质量（g）
大米、小米、糯米、薏米、米粉	25	油条、油饼	25
面粉、挂面、龙须面、通心粉	25	馒头、面包、烧饼、窝窝头	35
高粱米、玉米面、燕麦片、荞麦面	25	马铃薯、红薯	100
绿豆、红豆、芸豆、豌豆	25	鲜玉米（带棒心）	200

表 7-12　能量等值蔬菜类食物交换份表

蔬菜类	质量（g）	蔬菜类	质量（g）
大白菜、圆白菜、菠菜、油菜	500	白萝卜、青椒、冬笋	400
韭菜、茼蒿	500	倭瓜、南瓜、	350
芹菜、莴笋、	500	鲜豇豆、扁豆、洋葱、蒜苗	250
西葫芦、番茄、冬瓜、苦瓜	500	胡萝卜	200
黄瓜、丝瓜、茄子	500	山药、藕、荸荠	150
苋菜、龙须菜	500	百合、芋头	100
绿豆芽、鲜蘑菇	500	毛豆、鲜豌豆	70

表 7-13　能量等值水果类食物交换份表

水果类	质量（g）	水果类	质量（g）
西瓜	500	橘子、橙子、柚子	200
草莓	300	李子、杏	200
苹果、梨、桃	200	葡萄	200
猕猴桃	200	柿子、香蕉、鲜荔枝	150

表 7-14　能量等值大豆类食物交换份表

大豆类	质量（g）	大豆类	质量（g）
腐竹	20	素鸡、素火腿	50
大豆	25	北豆腐	100
大豆粉	25	南豆腐（嫩豆腐）	150
豆腐干、豆腐丝、油豆腐	50	豆浆	400

表 7-15　能量等值乳类食物交换份表

乳类	质量（g）	乳类	质量（g）
奶粉	20	牛奶	160
脱脂奶粉	25	羊奶	160
乳酪	25	无糖酸奶	130

表 7-16　能量等值肉鱼蛋类食物交换份表

肉鱼蛋类	质量（g）	肉鱼蛋类	质量（g）
热火腿、香肠	20	鸡蛋（1 大个，带壳）	60
肥瘦猪肉	25	鸭蛋（1 大个，带壳）	60
熟酱牛肉、熟酱鸭、午餐肉	35	鹌鹑蛋（6 个，带壳）	60
瘦猪、牛、羊肉	50	草鱼、鲫鱼、带鱼、甲鱼	80
带骨排骨	50	对虾、青虾、鲜贝	80
鸡肉、鸭肉	50	蟹肉、水浸鱿鱼	100
兔肉	100	水浸海参	350

表 7-17　能量等值油脂类食物交换份表

油脂类	质量（g）	油脂类	质量（g）
菜籽油、香油	10	花生米、核桃	25
玉米油、花生油、豆油	10	杏仁	25
猪油、牛油、羊油	10	葵花籽	25
黄油	10	西瓜子	40

链接：食物频率问卷

食物频率问卷（Food Frequency Questionnaire，FFQ）是 20 世纪由流行病学家开发的一种膳食测量方法，评估被调查者在指定的一段时间内食用某些食物的频率。FFQ 以问卷的形式调查个体经常性的食物种类，根据每日、每周、每月甚至每年所食各种食物的种类和次数来评价膳食营养状况。FFQ 根据询问的内容分为定性、定量和半定量三种。FFQ 包括食物清单和食物摄入频率两部分，定量和半定量问卷还包括每份食物的大小或食物的摄入量。

由于食物品种繁多，食物份额的概念容易模糊，可对 FFQ 进行简化改进，如将主食、副食、菜肴、水果、饮品中同一类食物的品种进行聚类，分为米饭、面条、饺子、馒头、肉包、菜包、油条、面包或蛋糕、稀饭、牛奶、鸡蛋、大荤类菜肴、半荤半素菜肴、鸡蛋类菜肴、水产类菜肴、素菜类菜肴、水果、啤酒、葡萄酒、白酒等大类。而对于食物份额可参照大多数调查对象的食物摄入量，如 2 两米饭、1 个馒头等，混合性菜肴可将食堂 1 份的量作为参照量。

食物频率问卷可以反映人群的长期膳食模式，但由于食物品种多，询问调查对象的时间较长，不易取得被调查者的配合，同时对问卷内容的编制要求较多，此外，由于调查对象记忆失真或回忆不完整，与真实情况之间可存在系统误差（回忆偏倚）。

六、讲究饮食习惯

饮食习惯泛指人们对于饮食材料、烹调方法、进食方式等方面的偏好。饮食习惯常受到地域、物产及文化历史等因素的影响。讲究好的饮食习惯，控制不科学、不规律、不合理的饮食习惯，有助于防治超重和肥胖，有助于避免对健康的危害。

1. 烹调方法

烹调就是对食物进行加热和调味的过程。不同的烹调方法不仅会改变食物所含的营养素和食物热量，也会通过食物的色、香、味而影响人的食欲。

应提倡蒸、煮、炖、拌等烹调方法，而尽量避免煎、炸、烤等方法。因为食物在煎、炸过程中，植物油反复高温加热会产生结构上的变化，由顺式脂肪酸转化成反式脂肪酸。反式脂肪酸会升高血液中的低密度脂蛋白胆固醇，而降低高密度脂蛋白胆固醇，反式脂肪酸长期过量摄入就可能会引起肥胖、糖尿病等。此外，在食物的煎、炸过程中，某些营养素如维生素 B 族、维生素 C 等容易被破坏。

在减重过程中，由于摄入的食物量减少，很容易导致营养素不足，尤其是维生素及矿物质等缺乏。

讲究恰当的烹调方法，可以尽量避免营养素的不足。对于未被污染的大米，应尽量减少淘米的次数，淘米时不宜强力搓洗，水温也不宜过高，以免水溶性维生素丢失。应当用焖或煮的方法烹调米饭，而将米煮到半熟后再捞出蒸熟的方法，会使一些营养素如 B 族维生素、矿物质等丢失在米汤中。此外，制作面食时，发酵加碱不要太多，碱多了也会破坏维生素。蔬菜先切后洗、切得过碎、冲洗次数过多容易丢失水溶性维生素和矿物质。炒菜时先用开水煮菜，待捞出后再炒菜的方法也容易丢失营养素。对蔬菜的加热温度越高、时间越长，维生素尤其是维生素 C 损失越多。而对动物性食物最好采用急火快炒的方法以减少营养素的损失，同时，在烹调时可加入适量淀粉，有助于保护各种营养素不受损失。

有些烹调方法可影响食用油量的多少，例如用不粘锅炒菜，即使很少量的油也可烹调食物，从而减少油脂的摄入。采用过油和炒糖色的方法会增加食物热量的摄入。

而另一些烹调方法容易使人们进食过量。调味很重的食物如咖喱、大蒜、辣椒等会增加食欲。有些食物制作过细如土豆泥等，因为几乎不需要咀嚼，也容易进食过量。

2. 进餐环境

为了达到减重的目标，适合在家进餐。不仅因为在家里进餐时有利于保障食物的卫生安全，更重要的是，在家里可以按照自己的饮食干预计划选择适合的食物，并且不至于进食过量。

在餐馆进餐时，为了刺激人们的食欲，餐馆往往会在食物的色、香、味方面下工夫，很多食物都经过了煎、炸、烤，经过了过油、炒糖色等烹调方法，并且调味常常过重，不仅增加了人们的食欲，也会使油脂类食物摄入过多，在烹调过程中产生的某些物质如反式脂肪酸还会促进肥胖、危害健康。

很多时候在餐馆进餐是为了应酬，尤其是在节假日期间亲朋好友聚会时，人们在一种热闹的气氛中，常常会相互促进食欲，以致进食过量，同时聚会时喝饮料、饮酒、吸烟也会增多。聚会时进餐时间持续较久，有些人本来已经吃饱了，看到餐桌上的美味佳肴可能忍不住又会继续进食。此外，在节假日生活常无规律，活动量减少，使得热量的摄入大大超过了热量的消耗。

如果避免不了在外进餐，应时刻提醒自己正在进行减重计划，在进餐时注意选择食物的种类和控制食物的量。尽可能选择一些低热量的食物，选择通过蒸、煮、炖等烹调方法制作的食物，而避免吃一些煎炸食物等。同时，在自己吃饱以后，不管亲朋好友怎么劝诱，也不要多吃多饮，要培养坚强的意志，控制食物的数量。

3. 进餐次数

人类进食的次数一般为一日三餐，分为早餐、中餐、晚餐，每餐相隔的时间为 4～6 小时，相当于胃排空的时间，所以，一日三餐是合理的。早餐所摄入的能量用于上午的体力活动消耗，午餐摄入的能量用于下午的体力活动消耗，因为夜间能量消耗低，所以晚餐所摄入的能量可以维持约 12 小时夜间活动和睡眠时的能量消耗。

为了控制体重，需要减少每日所摄入的食物热量。有人以为每日少吃一餐或两餐就可以减重，但其实不然，由于进餐间隔时间过长，胃早已排空，更容易引起饥饿感，人在饥饿状态下常常会忽视对食物种类的选择，也不容易控制食物的量，所以摄入的食物总量甚至比一日三餐更多。

增加每日进餐的次数,少吃多餐也并不可取,因为每次在进餐时,食物被消化和吸收的过程会消耗能量，所以比进餐次数少者可能消耗更多的能量。但进餐次数增多时，缩短了进餐的间隔时间，上一餐的食物还未完全消化吸收，又开始进食下一餐，多余的食物热量就会转化为脂肪而储存。此外，进餐次数增多，也不容易计算每日所摄入的食物总量。

因此，一日三餐是较适宜的，同时，还要分配好三餐的食物能量，三餐中早餐约占 30%、午餐约 40%、晚餐约 30%，早餐要吃好，午餐要适中，晚餐宜适当减少，因为夜间的能量消耗低，进食过多容易蓄积热量而致肥胖。但现实生活中，不少人忽视了早餐和午餐，而在晚餐时大吃大喝，久而久之便促成了超重和肥胖。

4. 进餐方式

饭前可适量饮水或者喝一些汤类，主要的好处是可以增加饱腹感，从而减慢进餐的速度，避免进食过量。但在喝肉汤时，应去掉肉汤上面的油，否则容易进食过多的油脂。同时，也不宜用肉汤或菜汤拌饭，因为汤中可能富含脂肪，此外，汤拌饭会减少咀嚼，加快进餐的速度，也容易进食过量。

进餐时应细嚼慢咽。细嚼慢咽不仅有助于食物的消化吸收，而且减慢了进餐速度更容易产生饱感，这是因为大脑的饱食中枢对食物的反应需要一个过程，如果进食速度过快，当饱食中枢产生饱感时，实际上已进食过量了。

吃饭时也应集中注意力，不要一边吃饭一边做其他的事情如看电视、看手机、谈工作等。因为注意力分散，对自己已吃的食物数量缺乏估计，容易进食过量。

按照减重计划制定的饮食热量和食物数量进餐，不要因为美味佳肴而贪食。所以，进餐结束后最好即刻从餐桌离开，以免产生再进食的欲望。有些人明明已经吃饱，为了不浪费饭菜，便习惯于打扫盘底，这样不仅增加了进食量，因为盘底含有大量的油脂，更增加了额外的饮食热量。

5. 食物多样化

既要减重，也要注意合理营养，任何食物的单一性都会造成营养素的不均衡而影响健康，因此，要讲究食物的多样化。

减重饮食并不意味着只吃素食，而应荤素搭配。素食（蔬菜、水果、豆类等）低热量、低脂肪、高膳食纤维，比较适合肥胖者，肉食虽然脂肪含量较高，但富含优质蛋白质及钙、铁、锌等微量营养素。在选择肉类食物时，可选择那些蛋白质生物效价高、脂肪含量低、富含不饱和脂肪酸的肉食，例如鱼肉、兔肉、鸡肉等。因为相当部分的必需脂肪酸需要动物脂肪提供，完全不进食动物脂肪就会造成脂肪酸代谢失衡。

在食物营养素的组成中，碳水化合物为饮食热量的主要来源，因此，富含碳水化合物的大米、面粉类食物常作为主食，是不能被替代的。尽管蔬菜和水果含热量低而含微量营养素丰富，但谷薯类和蔬菜水果所含微量营养素也不尽相同，所以，并不能用蔬菜水果来取代谷薯类食物。而且，进食太少的碳水化合物也会对机体带来不利影响，因为大脑和心肌是以葡萄糖供能为主，长期靠脂肪过度提供能量，不仅不利于大脑和心肌的代谢，而且使肝肾代谢负荷过重。此外，为了避免微量营养素的丢失，应少用精制的大米，提倡适当摄入粗杂粮或全谷类食物。

为了食物多样化，采用能量等值食物交换的方法是一种很好的选择。在每一类所含营养素相似、能量等值的食物中，有很多食物品种可供选择。食物多样化既不影响控制饮食热量，也可满足营养素均衡的要求，此外，食物多样化还使得超重和肥胖者不会因为食物的单一性而放弃饮食干预。

6. 速食食品

速食食品因为方便、快捷而受到青睐。但速食食品多为高热量、高脂肪、高钠盐，而低维生素、低矿物质、低纤维素的食物，经常食用易导致超重和肥胖。

速食食品一般分为：① 快餐食品：麦当劳、肯德基、比萨饼等；

② 方便食品：指部分或完全加工成熟、食用前只需稍微处理或完全不处理即可食用的食品，如方便面、冷冻饺子、罐头食品等；③ 休闲食品：常指零食类食品，如薯片、玉米花等食品。

有人以为少吃或不吃主食，用零食代替主食就可减重，这种方法是不可取的。速食食品所含热量比谷类主食热量更高，比如100 g薯片产生的热量相当于125 g大米的热量。很多速食食品是经过煎炸制作的，不仅油脂含量高，而且在煎炸过程中容易产生反式脂肪酸，反而促进超重和肥胖。

所以，不宜常吃速食食品，如果不得不吃速食，尽量选择含热量较低的食品，并且注意搭配一些蔬菜水果，以补充维生素及膳食纤维的不足。此外，为了控制零食，不要将零食放在随手可取的地方，比如有些人习惯一边看电视一边吃零食，不知不觉就摄入过量了，容易导致超重和肥胖。

7. 喝饮料、饮酒与吸烟

在进餐过程中常会伴随着喝饮料、吸烟与饮酒。其实，除了白开水和茶水以外，几乎所有的饮料都会含有热量，不得不喝饮料时，尽量选择含热量较低的饮料，且避免碳酸饮料等。碳酸饮料（如可乐）是充入了二氧化碳气体的制品，含有碳酸水、糖及其他添加剂，除所含糖类提供热量外，几乎不含其他营养素。喝饮料时宜将饮料所含的热量计算在每日饮食热量之内。即使选择果汁饮料或水果饮料也不如直接吃新鲜水果好，因为大多饮料都含有添加剂。此外，水果最好不要榨汁喝，水果在现榨过程中会丢失一些对人体有益的膳食纤维。

吸烟有害健康。但有些吸烟者担心戒烟后体重会增加，有研究表明，增加蔬菜、水果的供应有助于降低戒烟者体重增加的风险。

适度饮酒可能不会导致肥胖，但重度饮酒肯定增加肥胖的危险。酒是一种含酒精的饮料，不管酒精含量的高低（0.5%～65%），都含有热量，1 g酒精约产生7 kcal的热量，比如100 g 56度二锅头含热量338 kcal。所以，饮酒时也需要将其热量计算在每日饮食热量之内。此外，啤酒含酒精量及热量较低（32 kcal/100 g），容易多饮，更易引起肥胖。

第八章 肥胖症的体力活动干预

为了维持体重的稳定，能量的供给和消耗必须平衡，每日消耗的能量包括基础能量消耗、特殊功能活动和体力活动等所消耗能量的总和。基础能量消耗用于维持体温、呼吸、心跳、肌肉张力等基本生命活动，与年龄、性别、身高和体重有关。特殊功能活动指食物消化、吸收所消耗的能量，在人体生长、发育、妊娠、哺乳等特殊生理阶段时，特殊功能活动消耗的能量会增加。体力活动所消耗的能量则变化较大，可因活动强度而异。

为了减轻体重，除了控制饮食总能量和减少饱和脂肪酸摄入量以外，增加体力活动以增加能量消耗也是一项重要措施。饮食和体力活动干预，促进能量负平衡，是世界公认的减重良方。

体力活动（Physical Activity，PA）是指由骨骼肌收缩引起的消耗能量的身体活动。体力活动贯穿于日常生活的各个方面，如工作、家务劳动、娱乐活动及体育运动等。体力活动包括活动强度、频率及持续时间等组成因素，各种因素均会影响体力活动的能量消耗，因此，能量消耗是研究体力活动的中心环节。

一、体力活动的益处

1. 消耗能量，减少脂肪，增加瘦组织量

肥胖者一般机体代谢能力较低，通过体力活动可以加快糖类和脂肪的代谢，消耗能量。同时，体力活动尤其是运动锻炼还可增加机体瘦组织（肌肉和骨组织）的含量，可能是因为运动使骨骼肌的血流量

增加，加快肌肉代谢，从而增加肌肉的含量和力量。运动使肌肉含量增加，从而可以提高机体的基础代谢，消耗能量。而且肌肉力量的锻炼也可以增加机体能量的消耗，有助于减少脂肪，减轻体重，并可防止减重的体重反弹。

 链接：脂肪组织与瘦组织

　　人体的组成成分可分为脂肪组织（fat mass）和非脂肪组织（fat free mass）。非脂肪组织即去除全部脂肪后的组织，主要包括肌肉和骨组织，也称为瘦组织。运动可减少脂肪量，而增加肌肉组织的含量。

 链接：控制饮食联合体力活动的效果优于单独控制饮食

　　单独控制饮食时，由于能量摄入减少，机体分解代谢使脂肪组织减少外，肌肉等瘦组织也会减少，机体的基础能量需要也下降，机体处于一个较低水平的能量平衡。如果要进一步降低体重则需要摄入更低能量的饮食，而极低能量饮食因为营养素不足，对健康有害。

　　在控制饮食基础上联合体力活动，能维持基础能量消耗不降低，并增加瘦组织含量，更有利于减重后体重不反弹。

2. 重塑体型，改善姿态，延缓衰老

　　人们长时间在电脑前学习或工作，容易导致圆肩、驼背等体态不良，而运动锻炼能改善不良动作造成的骨骼变形，通过运动增加腹部和背部肌肉的力量，运动时骨骼肌蛋白质合成增加，使肌肉壮大，可以达到塑身的效果。此外，随年龄增加，肌肉力量下降会使人们行动迟缓，而运动锻炼可有效降低肌肉力量下降的速度，具有延缓衰老的作用。

3. 改善机体代谢

　　体力活动时胰岛素及其受体的亲和力增加，并且可能会增加胰岛

素受体的数目，可提高机体对胰岛素的敏感性。胰岛素可促进机体摄取和利用葡萄糖，加速葡萄糖的有氧氧化，为机体提供能量；同时，可促进肝糖原和肌糖原的合成，降低血糖，有效地改善糖代谢，有利于防治糖尿病。运动时来自脂肪组织和血浆脂蛋白的甘油三酯水解产生脂肪酸增多，骨骼肌内甘油三酯水解以及从血浆中摄取的脂肪酸氧化作用加速，为运动提供能量，同时，具有降低血脂的作用。此外，运动还可通过减重而有助于降低血压。所以，开展体力活动干预尤其是加强运动锻炼，可以帮助调节血糖、血脂、血压，从而有效地预防和改善与肥胖有关的并发症。

4. 提高心肺功能

体力活动可以改善胸廓的活动度，改善呼吸肌的肌力、耐力和协调性。经常活动的人胸廓活动范围大，呼吸肌发达、有力，能承受较大的运动量。运动使肺活量增大，吸入的氧气和排出的二氧化碳也增多，经常运动的人呼吸深而慢，使呼吸器官有比较多的休息时间，不易疲劳，也不会因轻度运动而气喘。同时，运动使心脏的收缩变得更有力，每次搏出的血液量更多，这样的心脏在人体进行剧烈运动时能够承担快速收缩和射血的任务，为全身组织输送更多的营养物质和氧气，而在安静时心脏搏动较慢，但仍然可以满足机体代谢的需要，因此，一些运动员在安静时的心率比一般人要慢，恰好说明运动员心率储备高。

 链接：心脏储备功能

心脏储备功能是指心脏输出量随机体代谢需要增加而增加的能力。可用最大心输出量与安静时心输出量的差值表示。

心脏储备还包括心率储备，心率随机体代谢需要的增加而增加，极量运动时达到的最高心率与静息心率之间的差值为心率储备。

5. 消除疲劳，改善情绪

体力活动可加快血液循环，增加脑部的供血和供氧，调整大脑皮质的活动状态。尤其在较长时间从事某一项工作或学习时，大脑皮质相关区域的脑细胞持续兴奋就容易产生疲劳，继续工作或学习效率就会降低。如果其间进行一些体力活动（积极性休息），由于与运动有关的脑细胞的兴奋，可使原已疲劳的那部分脑细胞得以抑制，使疲劳消除得更快。经常运动可以使脑细胞的兴奋和抑制转化的灵活性提高，相互平衡。运动还可提高神经系统的反应能力，使之更迅速、准确和协调。同时，运动锻炼还可转移人们不愉快的情绪和行为，缓解心理压力，减轻焦虑和抑郁情绪，培养克服困难的坚强意志。经常参加运动锻炼的人由于身体健康、精力充沛，有助于提高自信心。此外，在锻炼过程中也可增加人与人之间交流的机会，使生活更丰富多彩。

体力活动在控制体重中的作用包括：① 增加肌肉对糖类和脂肪的消耗，并减少糖类转化为脂肪而储存；② 改善人体利用脂肪供能的比例，中低强度和持续时间较长的体力活动可提高脂肪氧化供能的比例；③ 增加基础代谢的能量消耗，运动锻炼肌肉组织可增强基础代谢。

二、体力活动的分类

（一）根据活动性质分类

1. 职业性体力活动

职业性体力活动是指与职业工作相关的身体活动，如学生上课及课后作业、教师讲课、办公室工作、售货员工作、酒店服务员工作、电器修理、机动车驾驶、电工安装、车床操作、装卸、采矿、非机械化农业劳动等。

2. 家务性体力活动

家务性体力活动是指家庭日常生活中的体力劳动，如做饭、洗衣服、打扫卫生、照看孩子和老人等。

3. 交通性体力活动

交通性体力活动是指交通出行过程中的体力活动，主要包括步行和骑自行车，但步行和骑自行车也带有休闲娱乐的目的，交通性体力活动一般是指除了专业的体育锻炼以外的步行和自行车活动。

在选择交通方式时，我国居民的出行方式以步行和骑车为主，农村居民以步行为主要交通方式的比例较高，城市居民坐车的比例明显高于农村。选择步行和骑自行车的出行方式更具有提高体力活动水平的潜力。

4. 休闲性体力活动

休闲性体力活动是指除职业性体力活动、家务性体力活动、交通性体力活动以外，在闲暇时间内从事的体力活动，主要包括体育锻炼等，而不包括在闲暇时间看电视、使用电脑、玩电子游戏等久坐少动的活动。

① 竞技运动：竞技运动即比赛性的体力活动。目前全世界通行的竞技运动项目有田径、体操、球类、游泳等数十项，各国还有自己的特殊项目，如中国的武术。

② 娱乐性活动：休闲娱乐活动是集健身与娱乐于一体的快乐活动，不受时间、地点和形式的限制，如登山、交谊舞、太极拳、健美操等。

③ 体育锻炼：锻炼是体力活动的一种，是有计划、有组织、重复进行的以维持或改善健康为目的的体力活动。如跑步、篮球、跳绳等。

（二）根据肌肉收缩的形式分类

肌肉收缩是指肌纤维在受到刺激后出现的机械反应，有两种表现形式：一种是肌纤维长度变化，另一种是肌纤维张力变化。

1. 静力性活动（等长运动）

在肌肉两端被固定的情况下收缩时，肌肉的长度不可能缩短，只能产生张力，这种长度没有改变而张力增加的肌肉收缩，为等长收缩，因为等长收缩不引起明显的关节运动，也称静力性活动。

静力性活动时肌肉收缩的力量等于外加阻力，肌肉长度不变，消耗能量起到支持、固定和保持某一姿势的作用。静力性活动可以增强在特定位置的肌肉力量，如武术中的马步等。静力性练习一般不会出现急性肌肉拉伤现象，相对比较安全。但静力性练习时肌肉收缩会挤压毛细血管，并常伴有憋气动作，在大强度练习时易引起血压升高。因此，老年人、儿童以及患有呼吸系统疾病、心血管系统疾病者不宜练习。

2. 动力性活动（等张运动）

动力性活动是指肌肉在收缩时肌纤维长度发生变化的活动，可直观地看到肌肉的伸缩运动。动力性活动时肌肉长度变化，而张力不变，也称为等张运动。

动力性活动时伴有关节运动，体育锻炼中多数力量练习属于动力性练习，如哑铃练习、仰卧起坐等。

根据动力性活动时肌纤维长度的改变，又可分为：

① 等张缩短(向心性收缩)：肌肉收缩产生的张力大于外加阻力，肌纤维向肌腹中央收缩，肌纤维长度缩短，实现各种加速或位移运动，如哑铃练习时肱二头肌等张缩短收缩时的屈肘动作。

② 等张拉长（离心性收缩）：肌肉收缩产生的张力小于外加阻力时，肌肉的起止点向分离方向移动，肌纤维长度变长，起着制动减速和克服重力的作用，如哑铃练习时肱二头肌等张拉长收缩时的肘关节伸展动作，下楼梯时股四头肌的等张拉长收缩。

动力性练习主要通过不断增加运动负荷（阻力）达到提高肌肉力量的效果。动力性练习还可促进代谢，增加肌肉体积，增加毛细血管数量，改善肌肉的血液循环，不仅增加肌肉力量，也提高肌肉耐力。

 链接：等速运动

　　等速运动是一种肌肉的动力性活动，指利用专门设备，根据运动过程的肌力变化来调节外加阻力，等速运动的显著特点是整个关节运动速度相对稳定，不会产生加速运动，肌肉在运动过程中的任何一点都能产生最大的肌力。等速运动具有较好的安全性，常用于康复评定和康复治疗。

但等速运动需要专门的设备，价格昂贵，且技术要求复杂，需专门培训，不易普及。

（三）根据肌肉活动的代谢特点分类

体力活动可以消耗能量，人体所需的能量从食物中的糖类、脂肪、蛋白质中摄取，但人体的组织细胞不能直接利用食物中的能量，而需要一个中间环节，即三磷酸腺苷（ATP），ATP 由腺嘌呤核苷酸和 3 个磷酸基团连接而成，两个磷酸之间为高能磷酸键，可储存或释放能量，ATP 在 ATP 酶的作用下水解生成二磷酸腺苷（ADP）、游离磷酸基团（Pi）和能量，肌肉收缩就是利用肌细胞内 ATP 分解释放的能量，以实现化学能向机械能的转化。因此，ATP 是肌肉活动最直接的能量来源，而糖类、脂肪、蛋白质则通过代谢产生 ATP，是能量的间接来源。

根据体力活动时机体的供能方式不同，分为有氧运动和无氧运动。

1. 有氧运动

有氧运动是指在活动时采用有氧供能的方式，在氧气充分供应的情况下，人体摄入的氧气和需求达到生理上的平衡状态，能量主要来源于糖类、脂肪、蛋白质的有氧氧化。运动时糖原尤其是肌糖原是有氧供能的主要来源，糖原分解成葡萄糖，经过有氧氧化，产生 ATP、二氧化碳和水，每分子葡萄糖经过有氧氧化可净生成 38 分子 ATP。脂肪分解产生的脂肪酸经氧化成二氧化碳和水，同时产生 ATP（脂肪酸产生 ATP 的数目可因脂肪酸的种类而不同），但脂肪酸从脂肪组织中分解入血较慢，只有在糖原储备降低时才成为肌肉的主要供能物质。此外，蛋白质在较长时间的剧烈运动也可参与供能，蛋白质水解产生的氨基酸经过脱氨基作用生成 α-酮酸，进一步通过有氧氧化产生少量的 ATP。

链接：能量代谢相关概念

需氧量：人体为维持某种生理活动所需要的氧量。

摄氧量：也称吸氧量、耗氧量，指单位时间内机体摄取并被实际消耗或利用的氧量。

最大摄氧量（maximal oxygen consumption，$VO_2 max$）是指在人体进行最大强度的运动，当心肺功能和肌肉利用氧的能力达到极限时，单位时间内所能摄入的氧气含量，是反映人体有氧运动能力的重要指标。

氧热价：指消耗 1 L 氧气所产生的热量。

呼吸商：指单位时间内通过呼吸作用释放二氧化碳和吸收氧气的体积之比。

最大累积氧亏：指人体从事极限强度运动时完成该项运动的理论需氧量与实际耗氧量之差，是衡量机体无氧供能能力的重要标志，氧亏也称缺氧量。

血乳酸：乳酸是无氧糖酵解的产物，同时，乳酸可以在肌肉中氧化成二氧化碳和水，也可在肝脏里生成葡萄糖和糖原。运动中测定血乳酸浓度可以评价无氧运动能力，当运动强度超过一定水平时血乳酸浓度会急剧升高，提示无氧糖酵解活动增强。

有氧运动是一种全身大肌群参与的动力性活动，具有以下特点：

① 低强度：为了运动时得到充足的氧气，其强度要低于最大摄氧量以满足全身大部分大肌群的活动，一般为中、小运动强度。

② 长时间：有氧运动的时间一般在 15 min 以上，持续时间较长。

③ 节奏性：有氧运动一般都具有节奏性，且节奏较慢。

2. 无氧运动

无氧运动是指肌肉在缺氧状态下的高速剧烈运动。由于缺乏氧气供应，机体的有氧氧化系统不能提供足够的能量，只能依靠无氧代谢的方式供能，包括磷酸原系统和乳酸能系统。

① 磷酸原系统（ATP-CP）：三磷酸腺苷（ATP）、磷酸肌酸（CP）均含有高能磷酸键，在代谢中可通过转移磷酸基团而释放能量，因此将 ATP 和 CP 合称磷酸原系统。

磷酸肌酸是肌肉等组织中由肌酸和磷酸组成的一种高能磷酸化合物，是高能磷酸基的暂时储存形式。在肌酸激酶的作用下，磷酸肌酸很快为 ADP 提供磷酸基，从而生成 ATP 和肌酸，ATP 则为肌肉运动供能。

在高速剧烈运动时，磷酸原供能系统最早最快被启动，但持续时间一般不超过 10 s，是 10 s 以内最大强度运动的主要能量来源，可为激活无氧糖酵解提供过渡时间。磷酸原系统供能较少，持续时间短，输出功率大，不需要氧，也不产生乳酸等中间产物。

② 乳酸能系统：乳酸能系统是指糖原或葡萄糖在无氧分解生成乳酸的过程中（糖酵解），合成 ATP 的能量系统。

葡萄糖经过无氧酵解生成丙酮酸时，磷酸烯醇丙酮酸将磷酸根转移给 ADP，从而生成丙酮酸及 ATP，实现供能，丙酮酸在无氧条件下进一步生成乳酸。1 分子葡萄糖经过无氧糖酵解可净生成 2 分子 ATP。

乳酸能系统供能较磷酸原系统稍多，持续时间较短，可维持 30 s 到 2 min 内的最大强度运动，供能过程中不需要氧，但可产生乳酸，导致肌肉疲劳。

无氧运动与有氧运动相比，活动时氧气的摄取量非常低，因此，其特点是：运动强度大，持续时间短，瞬间性强。

实际上，很多体力活动是以有氧代谢、无氧代谢混合供能的混合氧运动。这种活动方式有快有慢，有急有缓，有氧代谢与无氧代谢交替进行，有利于全面锻炼身体。

三、体力活动的组成要素

在体力活动中人体所完成的肌肉工作量称为体力活动量。体力活动量的大小主要取决于体力活动的强度、持续时间、活动频率及活动类型等，亦即体力活动的组成要素。

（一）活动类型

1. 耐力运动

耐力指持续进行活动的能力，也指在活动中克服疲劳的能力。耐力包括心肺耐力和肌肉耐力。心肺耐力指呼吸和循环系统能够保证机体在长时间运动时提供营养和氧气并排出代谢废物的能力，而肌肉耐力是指肌肉能够持续长时间收缩的能力。

耐力运动一般指有氧运动，在运动中能保证充分的氧气供应，多系统协调工作，多肌群参与运动，多为轻、中等强度的运动。当然，有些力量耐力和速度耐力的运动属于无氧运动。

耐力运动可以提高心肺功能，提高机体代谢能力，促进脂肪消耗，保持适宜的体重，是减重运动的常用方式。

典型的耐力运动有步行、慢跑、骑自行车、爬山、游泳、滑冰、滑雪等；传统的运动项目有气功、太极拳等。此外，非竞赛性球类运动如乒乓球、羽毛球、门球等也是耐力运动的类型。

2. 力量运动

力量运动又称抗阻力运动（阻力运动）。抗阻力运动就是一种对抗阻力的运动，这种阻力可来自于自身（如体重）、他人或外在的器械（如哑铃）。抗阻力运动的目的在于训练人体的肌肉，不同的运动方式可以调动不同部位的肌肉活动，比如举重可锻炼上肢肌肉，跳跃可锻炼下肢肌肉。

力量运动需要克服一定的阻力，具有运动强度大、持续时间短、爆发力强等特点，一般属于无氧运动。

力量运动可以增加肌肉的重量和肌肉的强度，并且随着肌肉重量的增加，可以提高机体的基础代谢，促进能量消耗，也有助于减重。

常见的力量运动项目包括：短跑（如 100～400 m 跑）、举重、投掷、跳高、跳远、拔河、俯卧撑、仰卧起坐、短距离自行车（如 1 km 内），以及功率自行车等器械运动，此外，球类运动是集力量、耐力等于一体的混合性运动，尤其是竞赛性球类运动如篮球、足球等也是力量性运动。

3. 伸展运动

伸展运动又称放松运动，包括运动前的准备运动和运动后的整理运动，一般持续 5～10 min，运动强度约为主要运动的一半，是一种缓慢、柔软、有节奏的运动，可以增加肌肉的柔韧性，扩大关节运动范围，预防肌肉和关节损伤。

在肌体主要活动之前，先以较小的运动强度活动肢体关节，提高心率和呼吸频率，增加肌肉血流量，为随后更剧烈的活动做准备，也称为热身运动。

在较剧烈的体力活动之后，进行深呼吸慢步、伸展肢体等整理运动，有助于肌肉放松，使机体由运动状态过渡到安静状态，也称为凉身运动。

（二）活动强度

体力活动强度是指在体力活动中单位时间内机体的做功量，也就是参加体力活动的生理努力程度。活动强度是体力活动组成中的核心要素。

评定体力活动的强度一般采用心率、摄氧量、代谢当量等指标。

1. 心率

根据个体在运动时的心率（脉搏）和个体能达到的最大心率（脉搏）进行比较来评定。这种方法简单、应用广泛。

测心率（脉搏）的方法见图 8-1。

脉搏是动脉血管的跳动，正常人的脉搏和心率是一致的，可以通过测量脉搏跳动的次数来推测心率的次数。通常测手腕部位的桡动脉的搏动。用一只手的食指和中指触摸另一只手的手腕的桡动脉（腕关节上方桡骨内侧），感觉到搏动后开始计数，测一分钟脉搏次数，也可测 15 s 的脉搏次数乘以 4，即得一分钟脉搏次数了。正常成人心率（脉搏）60～100 次/min。测运动后即刻心率（脉搏）可以在运动后测 10 s 脉搏乘以 6，得出一分钟脉搏。此外，很多运动手表也能监测心率脉搏。

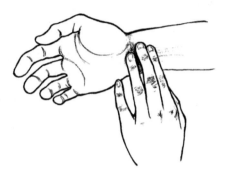

图 8-1　脉搏触诊

$$个体最大心率（脉搏）（HRmax）＝220-年龄$$

$$最大心率（脉搏）百分比＝\frac{运动中的心率}{最大心率}×100\%$$

$$心率储备＝最大心率-静息心率$$

测量静息心率的最佳时间是经过一晚充分睡眠后，在清晨起床之前。

目标心率：为运动中允许达到的心率，一般以最大心率的 60%～80% 为目标心率，可简便计算为 180（40 岁以上可用 170）－年龄。

若考虑心率储备，则目标心率如下计算：

下限目标心率＝(最大心率－静息心率)×60%＋静息心率

上限目标心率＝(最大心率－静息心率)×80%＋静息心率

根据心率（脉搏）评定体力活动的强度如下：

低强度：运动时心率（脉搏）小于最大心率（脉搏）的 60%。

中等强度：运动时心率(脉搏)相当于最大心率(脉搏)的 60%～80%。

高强度：运动时心率（脉搏）大于最大心率（脉搏）的 80%。

一般而言，低、中强度的体力活动属于有氧运动，而高强度、极高强度的体力活动则属于无氧运动。

2. 摄氧量

摄氧量是单位时间内机体摄取并被实际消耗或利用的氧量。最大摄氧量（Maximal Oxygen Consumption，$VO_2\,max$）是在最大强度运动时，单位时间内所能摄入的氧气量。通常采用运动时的摄氧量达到最大摄氧量的百分比例来评定活动强度。这种方法较复杂，常在科研中应用，是评价有氧运动的方法，是衡量心肺耐力的重要指标。

测定 $VO_2\,max$ 时让受试者带上专门的仪器在跑台上跑步，使受试者逐步运动至精疲力竭，用专门仪器收集受试者呼出的气体，通过测定呼出气体中氧气及二氧化碳含量得到摄氧量等参数。也可利用心率与运动功率、耗氧量的关系间接推算最大摄氧量。我国正常成年男性 $VO_2\,max$ 为 50～55mL/(kg·min)，女性 $VO_2\,max$ 为 40～45 mL/(kg·min)。

根据最大摄氧量评定活动强度如下：

低强度：摄氧量小于最大摄氧量的 50%。

中等强度：摄氧量为最大摄氧量的 50%～70%。

高强度：摄氧量大于最大摄氧量的 70%。

3. 代谢当量

代谢当量（Metabolic Equivalent of the Task，MET）是以安静时的能量消耗为基础，反映活动时相对能量代谢水平的指标，也就是运动时与安静时耗氧量的比值。1 MET（梅脱）被定义为一个人在安静状态下坐着，没有任何活动时每公斤体重每分钟消耗 3.5 mL 氧气的活动强度，反映静息代谢水平。

通过相关计算公式可以将代谢当量转换成能量消耗量，有助于计算每次体力活动所消耗的能量，为控制体重提供参考。

因为代谢当量是以安静时机体能量消耗为基础的，所以可使不同运动方式的活动强度得以互相比较。根据代谢当量评定体力活动强度方法简单，应用广泛。很多有氧训练器械都会用 MET 来显示运动强度以便估算能量消耗。

代谢当量的测定可应用气体分析法，根据公式计算。

例如：一个人体重 50 kg，运动 1 h 时测得摄氧量为 52 500 mL。

运动时的耗氧量为 52 500 mL/(50 kg×60 min)＝17.5 mL/(kg·min)，已知静息耗氧量为 3.5 mL/(kg·min)，则代谢当量为 17.5/3.5＝5 METs。

应用代谢当量评定体力活动强度如下：

低强度：代谢当量＜3 METs，如看电视、开车、慢走等。

中等强度：代谢当量为3～6 METs，如下楼梯、骑自行车、快步走等。

高强度：代谢当量＞6 METs，如上楼梯、搬运重物、跑步等。

4. 主观运动强度

主观运动强度（Rating of Perceived Exertion，RPE）是指利用运动中的自我感觉来评定运动强度。在RPE评定量表6～20的15个点上每一个单数各有不同的运动感觉特征，每个运动感觉特征都具有相应的分值，如果将各点分值乘以10，则相应的得数就是达到某一个运动强度时的心率（表8-1）。

表 8-1　RPE 评定量表

RPE	自我感觉特征		相应心率（次/min）
6			60
7	Very,very light	极轻松	70
8			80
9	Very light	很轻松	90
10			100
11	Fairly light	轻松	110
12			120
13	Somewhat hard	稍费力	130
14			140
15	Hard	费力	150
16			160
17	Very hard	很费力	170
18			180
19	Very,very hard	极费力	190
20			200

RPE 分级与心率、摄氧量及血乳酸等反映心肺功能和代谢状态的指标有高度相关性，根据 RPE 量表可以评定体力活动强度。如：

低强度：RPE<12，自我感觉较轻松，可以边讲话边运动。

中等强度：RPE 12~14，自我感觉比较费力，必须深呼吸才能讲话。

高强度：RPE>14，自我感觉很费力，几乎不能讲话。

5. 最大重复次数（Repetition Maximu，RM）

在力量运动（抗阻力运动）中，RM 指肌肉收缩所能克服某一负荷阻力的最大重复次数。比如，在举重时，8 RM 就代表能重复举起 8 次的最大重量，1 RM 表示只能举起 1 次的最大重量。因此，1 RM 代表最大负荷量，也就是说肌肉收缩所能克服的最大阻力，运动员只能抵抗该阻力一次就会感到疲劳。

RM 是力量运动强度的设定指标。力量运动的强度通常用 1 RM 的百分比表示。

"大重量（阻力），少次数"的训练方式偏向于增加肌肉体积和力量；"小重量，多次数"的训练方式偏向于增强耐力，降低体脂。

 链接：力量运动的评定指标

力量运动量由运动负荷、重复次数及运动组数等决定。

负荷强度：一般用最大负荷 1 RM 的百分比表示（%1RM），比如为了训练肌肉耐力可用 60%1RM，而训练爆发力可用 80%1RM。

重复次数：力量运动适合分组训练，每组可锻炼不同的肌肉，比如分 2~6 组，每组重复一定的次数，如肌肉耐力训练可重复的次数在 12 RM 以上，而爆发力训练重复 1~6 RM。

间歇时间：指每组之间的休息时间，如肌肉耐力训练的组间休息约 1 min，而提高肌肉体积和力量的运动组间休息需要 2~5 min。

（三）活动时间

活动时间指一次体力活动的持续时间。体力活动的持续时间与活动强度关系密切，两者共同决定活动量，在总活动量确定时，活动强度越小则持续时间越长。

从各供能系统维持运动的时间来看，磷酸原系统是高速剧烈运动最早启动的能量来源，维持 10 s 内的运动，乳酸能系统（糖酵解）维持 30 s 到 2 min 内的最大强度运动，超过 3 min 的运动主要依赖有氧代谢途径。在长时间运动过程中，糖类（肌糖原）和脂肪是主要的有氧供能物质，糖类的氧化分解比脂肪快，但随糖类的消耗增加而逐渐过渡到以脂肪氧化供能为主，脂肪供能随运动时间延长而增高。蛋白质只是在长时间剧烈运动时才参与少量的有氧氧化供能。

一般而言，一次运动的持续时间至少在 30～60 min 以上为宜，这是因为在主要运动前、后的准备运动和整理运动各需要 5～10 min，而主要运动的时间需要 10 min。以有氧运动（耐力运动）为例，在有氧运动前 15 min，由糖原作为主要能源供应，脂肪供能在运动后 15～20 min 才开始启动，所以，为了增加脂肪消耗，应适当延长运动持续时间。对于力量运动，如果每次练习 4 组肌肉，每组重复 4～8 次，持续时间也需要 5～10 min。

如果每次活动难以持续 30～60 min，则每天的活动总时间也可以累加，但每次活动时间最好不要少于 10 min。当然，每次运动的持续时间也不宜过长，一般在 90 min 以内，如果主要运动是高强度运动，则最好控制在 20 min 以内。持续时间太长容易引起过度疲劳，且不利于运动后疲劳的消除和身体机能的恢复。

对于体力弱而时间充裕者可选择小强度长时间的运动，而体力好但时间不充裕者可选择大强度短时间的运动。

（四）活动频率

活动频率指每周体力活动的次数。体力活动的频率与活动类型、活动强度及持续时间有关。有氧耐力运动可以每天都做，而力量运动应该有一至两天的间隔时间。

一般而言，每周 3～7 次有规律的体力活动是适宜的频率。这是因为体力活动要达到一定的效果，需要一定的积累时间，同时，体力活动一旦中止，以前已经取得的锻炼效果也会逐渐消失。所以体力活动的间隔时间不宜超过 3 天。

日本池上晴夫研究表明：一周运动 1 次，运动效果不积累，肌肉酸痛和疲劳每次都发生，运动后 1～3 天身体不适，易发生伤害事故；一周运动 2 次，酸痛和疲劳减轻，效果有蓄积，但不明显；一周运动 3 次，无酸痛和疲劳，效果蓄积明显；一周运动 4～5 次，效果更加明显。可见，1 周运动 3 次以上，效果才明显。当然，也不一定要每天运动，尤其是每天进行强烈运动会因为过度疲劳而产生不良影响。一周 3～5 次应是最适宜的体力活动频率。

四、体力活动水平的评估

体力活动水平的评估方法多种多样，通常分为客观测量法和主观测量法。客观测量法包括经典的双标水法、间接热量测定法、运动传感器等，主观测量法包括体力活动问卷、体力活动日志等。

（一）体力活动的测量方法

1. 双标水法

双标水法一直被认为是测量能量消耗的金标准，其原理是让受试者摄入一定数量的用 ^2H 和 ^{18}O 两种同位素标记的双标水（$^2H_2^{18}O$），^2H 参与水的代谢，^{18}O 既参与水的代谢，又参与 CO_2 的代谢，双标水在体内经过一段时间后 $^2H_2$ 以 ^2H_2O 形式从体内消除，^{18}O 以 $H_2^{18}O$ 和 $C^{18}O_2$ 两种形式消除。根据 ^2H 和 ^{18}O 两种同位素消除率可以计算出这一段时间内 CO_2 的生成率，通过 CO_2 生成率和呼吸商计算 O_2 消耗量，进而求得单位时间内的能量消耗。这种方法测量精确，但成本高，且只能测量总的能量消耗，不能将基础代谢、膳食相关能量消耗及体力活动的能量消耗分别测出，使应用受限。

2. 间接热量测定法

间接热量测定法是让受试者佩戴呼吸面罩，通过测量摄氧量和二氧化碳排出量来计算能量消耗的方法。其原理是机体在氧化营养物质时所消耗的氧气量与产生的二氧化碳及能量之间呈一定的比例关系，只需测定人体在一定时间内消耗的氧气量和产生的二氧化碳量，即可算出整个机体的能量消耗，其中关键是收集安静和各种活动时的呼出气体，分析呼出气体中氧气和二氧化碳的含量。但设备价格较贵，其应用尚有一定的局限性。

3. 运动传感器

运动传感器包括计步器和加速度计，其原理是应用机械或电子装置感应肢体或躯干的活动或加速度情况。电子计步器感应人体运动时的垂直加速度，对步行的测量敏感，通过计步器可得出能量消耗量，但因步行速度的差异，应用计步器估算能量消耗时会有一定的误差，步行较慢时，计步器计数和实际步数误差较大。加速度计与计步器相比可测量身体活动时多个方向的加速度，测量更为精确，不仅能记录步行或跑步的频率，还能记录其强度。但对其他体力活动的测量有限。

4. 体力活动日志

体力活动日志是以日志的形式记录一天所进行的全部体力活动，可以比较准确地掌握总的体力活动水平。通常以15分钟或半小时为一个时间段，记录所从事的活动情况和时间，对于某些活动需要区分不同的成分，每一种活动成分的强度可能不同，只有这样，才能准确地反映实际的体力活动量。但日志不能代表长期的体力活动模式。

5. 回顾性体力活动问卷

回顾性体力活动问卷简称体力活动问卷（Physical Activity Questionnaire，PAQ）。问卷可分为自填和访谈的形式，收集问卷对象在过去一段时间（如一周）内的体力活动情况，问卷内容主要包括工作、家务、休闲相关的体力活动。问卷形式简单，成本较低，因此是流行病学研究中最常使用的体力活动测量方法。但对于问卷的设计要求准确（效度）和可靠（信度，重复性）。

体力活动问卷种类很多，常用的问卷有国际体力活动问卷（IPAQ）和全球体力活动问卷（GPAQ）等。IPAQ 和 GPAQ 是世界卫生组织推荐使用的两种体力活动问卷，目的是希望将这两种问卷发展成为世界上的标准问卷。

（二）国际体力活动问卷

国际体力活动问卷（the International Physical Activity Questionnaire，IPAQ）是世界卫生组织（WHO）和美国疾病预防控制中心（CDC）等编制的一套用于测量体力活动水平的问卷。问卷分为长问卷和短问卷，长问卷主要包括职业、家务、交通行程、休闲娱乐和静坐 5 个方面的体力活动，主要用于体力活动与疾病关系的研究。短问卷主要包括重度体力活动、中度体力活动、步行和静坐 4 种体力活动，主要用于体力活动的监测。国际体力活动问卷涉及体力活动频率、持续时间和活动强度，问卷对象需要回答各个领域的所有体力活动内容。

以国际体力活动问卷（IPAQ）长卷为例，体力活动情况主要由活动类型（职业、交通、家务、休闲相关的体力活动）和活动强度构成，询问过去 7 天内的体力活动。

1. 国际体力活动问卷中各种体力活动的代谢当量

国际体力活动问卷中各种体力活动的代谢当量见表 8-2。活动强度由代谢当量表示，代谢当量（MET）就是活动时的代谢率与静息代谢率的比值，1 MET 就是静坐时的静息代谢率，各种活动强度就是静息 MET 的多少倍，如睡眠时 0.9 MET，中等强度活动 4.0 METs，高强度活动 8.0 METs。评价活动强度时，中等强度是指那些使得呼吸心跳略微加快的活动，高强度是指那些使得呼吸心跳明显加快的活动。

表 8-2 IPAQ 中体力活动属性及 MET 赋值

体力活动类型	体力活动项目	MET 赋值
职业相关	步行	3.3
	中等强度	4.0
	高强度	8.0
交通相关	乘车	1.1
	步行	3.3
	骑自行车	6.0
家务相关	中等强度户内家务	3.0
	中等强度户外家务	4.0
	高强度户外家务	5.5
休闲相关	步行	3.3
	中等强度	4.0
	高强度	8.0

2. 计算体力活动水平

对于 IPAQ 长问卷,个体每周从事某项体力活动水平(MET-min/w)为活动强度(METs)×每周活动频率(d/w)×每天活动时间(min/d)。

如果个体报告的某项体力活动每天累积时间不足 10 min,则不予计算,如果全部体力活动每天累积时间超过 960 min(16 h),也不纳入分析(假定每人每天 8 h 睡眠时间)。

此外,步行的代谢当量赋值为 3.3,根据代谢当量评定活动强度,3～6 METs 为中等强度。有学者进行了步频与运动强度的研究,结果表明,100 步/min 可对应于中等强度。王欢等通过研究中国人步行能耗发现,中等强度和高强度对应的步频切点分别为 110 步/min 和 130 步/min。

计算举例:如李先生,每周中等强度工作 5 天,每天 180 min,每周骑车上班 5 天,每天 30 min,每周中等强度户内家务 1 天,每天 60 min,则李先生每周体力活动水平为

$$4.0 \times 5 \times 180 + 6.0 \times 5 \times 30 + 3.0 \times 1 \times 60 = 4\,680 \ (\text{MET-min/w})$$

3. 体力活动水平分组

按照一定标准将个体体力活动水平划分为低、中、高 3 组（表 8-3），在分组标准中，不仅考虑总的体力活动水平，也考虑每周频率和每天时间，因此，比常见指南中推荐的"每周至少 5 天，每天至少 30 min 的锻炼"标准要更高。

表 8-3　体力活动水平分组标准

分组	标准
高	满足下述标准中的任何 1 条： 1. 各类高强度活动合计 ≥ 3 d，且每周总活动水平 ≥ 1 500 MET- min/w 2. 3 种强度活动合计 ≥ 7 d，且每周总活动水平 ≥ 3 000 MET- min/w
中	满足下述标准中的任何 1 条： 1. 每天至少 20 min 的各类高强度活动合计 ≥ 3 d 2. 每天至少 30 min 的各类中等和（或）步行类活动合计 ≥ 5 d 3. 3 种强度活动合计 ≥ 5 d，且每周总活动水平 ≥ 600 MET- min/w
低	满足下述标准中的任何 1 条： 1. 没有报告任何活动 2. 报告了一些活动，但不满足上述中、高分组标准

 链接：体力活动相关概念

规律性体力活动：指每周从事中等强度并持续 30 min 以上的体力活动至少 5 次以上，或大强度并持续 20 min 以上的体力活动至少 3 次以上，且以上体力活动能持续 3 个月以上的状态。

无活动：指每周中等强度累计体力活动时间不足 30 min 或大强度累计体力活动时间不足 20 min 的活动状态。

缺乏活动：体力活动水平介于无活动与规律性体力活动之间的活动状态。

体适能：指人体从事体力活动的身体素质，体适能反映身体适应外界环境的综合能力。

五、体力活动的能量消耗

体力活动水平的大小最终是通过体力活动的能量消耗来反映的。成年人的能量消耗主要用于基础代谢、食物热效应及体力活动,其中,体力活动消耗的能量约占 30%。

 链接:基础代谢和静息代谢

基础代谢(BM)是维持生命活动(呼吸、心跳、体温、肌肉张力及某些腺体分泌等)所需的最低能量。基础代谢是在清晨、静卧及未进食的情况下测定的,以便排除食物热效应的影响。食物热效应是指在食物消化、吸收、代谢过程中所消耗的能量。

静息代谢(RM)是与基础代谢很接近的代谢状态,测量静息代谢时要求全身处于休息状态,但不要求空腹,机体仍在进行正常的消化活动,这种状态比较接近人们处于休息的状态,称为静息代谢,静息代谢约占总能量消耗的70%。静息代谢比基础代谢增高约 10%,增高的部分主要包括食物热效应的能量消耗。

在所有能量消耗的类型中体力活动的能量消耗差异最大,因而也最容易使之发生改变。即使轻微的体力活动也可提高机体代谢率,在高强度运动时,能量消耗的增加可以达到基础代谢的几倍,甚至几十倍。人们在从事体力活动时肌肉活动增加,营养物质通过有氧代谢或无氧代谢的方式提供能量。

影响体力活动能量消耗的因素包括:① 体重越重者,做相同体力活动时能量消耗越多;② 肌肉越发达者,能量消耗越多,因为肌肉为重要能量代谢场所;③ 活动强度越大、持续时间越长,能量消耗越多;④ 对工作不熟练者消耗能量更多,工作熟练者工作效率更高,也更能节省能量消耗。在上述影响因素中,活动强度和持续时间是主要的影响因素,活动强度与活动时牵动肌肉的多少以及负荷(重量、阻力)

大小有关。

（一）体力活动能量消耗的表示方法

1. 摄氧量（VO_2）

摄氧量单位为 L/min，mL/(min·kg)，指单位时间内机体摄取并被实际消耗或利用的氧量，计算方法为吸入气体中的氧含量减呼出气体中氧含量的差值乘以每分钟通气量。例如，一名 60 kg 体重的人跑步 30 min，氧摄取量为 1.8 L/min，单位体重氧摄取量为

$$1.8 \text{ L/min} \div 60 \text{ kg} = 30 \text{ mL/(min·kg)}$$

2. 代谢当量

代谢当量单位为梅脱(MET)，表示活动时与安静时耗氧量的比值。安静时每公斤体重每分钟消耗 3.5 mL 氧气为 1 MET，反映静息代谢水平，活动时用 MET 的倍数表示。例如，60 kg 体重的人跑步 30 min，氧摄取量为 1.8 L/min，跑步时的梅脱值为

$$30 \text{ mL/(min·kg)} \div 3.5 \text{ mL/(min·kg)} = 8.6 \text{ METs}$$

3. 热量

热量单位为卡路里（cal），kcal/min，kcal/(h·kg)。如用焦耳（Joule，J）表示，则 1 cal = 4.18 J。

$$热量 = 摄氧量 \times 氧热价$$

氧热价为每消耗 1 L 氧所能够产生的热量，其中碳水化合物、蛋白质和脂肪的氧热价分别为 5.0、4.7 和 4.5 kcal/L，如果是碳水化合物和脂肪混合供能，则氧热价为两者的均值 4.85 kcal/L。实际计算时，一般可按照每消耗 1 L 氧气约产生 5 kcal 的热量计算。

例如，80 kg 体重的人跑步 30 min，氧摄取量为 2.4 L/min，假定碳水化合物和脂肪混合供能，计算产生的热量。

将摄氧量 2.4 L/min 转化为每公斤体重摄氧量：

$$2.4 \text{ L/min} \div 80 \text{ kg} = 0.03 \text{ L/(min·kg)}$$

计算每公斤体重每小时的产热量：

$$0.03 \text{ L/(min} \cdot \text{kg}) \times 60 \text{ min/h} = 1.8 \text{ L/(h} \cdot \text{kg)}$$

该跑步者跑步 30 min 消耗的热量为

$$1.8 \text{ L/(h} \cdot \text{kg}) \times 80 \text{ kg} \times 4.85 \text{ kcal/L} \times 0.5 \text{ h} = 350 \text{ kcal}$$

4. 氧亏和血乳酸水平

氧亏是指剧烈运动时，需氧量大大超过摄氧量，肌肉通过无氧代谢提供能量而造成氧的亏欠。最大累积氧亏（MAOD）是人体在从事 2～3 min 极限运动时，完成该运动的理论需氧量与实际耗氧量的差值。一般以功率自行车为测试工具，先利用气体分析仪测出最大摄氧量，再进行最大摄氧量的亚极量强度持续运动约 5 min，通过计算求得理论需氧量，然后做 2～3 min 最大运动，分析实际耗氧量，理论需氧量与实际耗氧量之差即为 MAOD。MAOD 被认为是检测无氧运动最有效的方法。

此外，无氧糖酵解的主要代谢产物是乳酸，在短时间高强度剧烈运动时也可通过测定最大血乳酸水平间接反映无氧运动能力。

5. 无氧功率

功率表示单位时间内所做功的多少，无氧功率是在短时间内及无氧条件下发挥最大力量和速度的能力。一般以功率自行车测试，设定自行车蹬踏负荷，运动负荷取决于功率自行车的阻力系数和受试者的体重，常用体重百分比推算（如普遍选用阻力系数 0.075 kg/kg 体重），受试者体重×阻力系数则为功率自行车的阻力。在准备活动后以最快速度全力蹬车 30 s，记录每 5 s 的蹬车圈数，通过功率自行车的参数求得无氧功率，单位为瓦特(W)，1 瓦特(W)＝1 焦耳(J)/秒(s)，1 焦耳(J)＝0.24 卡(cal)。

（二）常见体力活动的能量消耗

常见体力活动（运动）30 min 的能量消耗见表 8-4。

表 8-4　常见体力活动 30 min 的能量消耗

活动项目	能量消耗（kcal）
静坐、看电视、看书、写字、聊天、玩牌	30～40
编织、缝纫、清洗餐桌、清扫房间、陪孩子玩（坐位）	40～70
散步、体操、慢速跳舞、骑车（8.5 km/h）、下楼梯、陪孩子玩（站立位）	100
步行上班或上学、乒乓球、游泳（20 m/min）、骑车（10 km/h）	120
羽毛球、排球、太极拳、上楼梯、陪孩子玩（走、跑）	150
快走（100 m/min）	175
慢跑、擦地板、快速跳舞、网球、滑冰、爬山、骑车（15 km/h）	180～200
一般跑步、跳绳、仰卧起坐、游泳、山地骑车、骑车（19～22 km/h）	200～250
跑步（160 m/min）、游泳（50 m/min）、骑车（22～26 km/h）	300

　　"体力活动能量消耗编码表"是体力活动能量消耗的分类和评估工具，2011 年美国《运动训练医学和科学》杂志刊登了编码表的修订版，将体力活动分为 21 大类，活动项目数目增加到 821 个，摘录部分活动项目见表 8-5，编码由 5 位数字组成，前两位为分类编码，后三位为具体的活动项目，能量消耗用代谢当量（MET）表示，某一项活动的 MET 值表示该项活动的强度是静坐时的多少倍。

表 8-5　体力活动分类及能量消耗编码表

编码		代谢当量（MET）	分类	体力活动
01	01003	14.0	骑车	山地，上坡，吃力
	01020	6.8	骑车	16.1～19.2 km/h，缓慢，轻松
02	02052	5.0	体能锻炼	抗阻运动，蹲起，爆发性练习
03	03010	5.0	舞蹈	芭蕾、现代舞或爵士舞，一般，练习或课程
04	04040	3.5	钓鱼打猎	钓鱼，在岸边，站位
05	05042	2.5	家务劳动	刷碗，从桌上收拾盘子，步行，轻松
06	06144	3.0	家庭维修	维修用具
07	07020	1.3	非活动状态	静坐，看电视
08	08025	3.5	园艺	清洁小灌木丛，清理花园，有些吃力
09	09106	3.5	杂项	观光，旅行，度假（包括步行）
10	10120	2.0	乐器演奏	吉他，古典，民谣，坐位
11	11580	1.5	职业活动	坐位，轻松（办公室、实验室、小物件修理、阅读、伏案工作）
12	12020	7.0	跑步	慢跑，一般
13	13009	1.8	生活自理	坐便，不包括站位和蹲位
14	14010	2.8	性生活	主动，吃力
15	15670	3.0	运动	太极拳，气功，一般
16	16010	2.5	交通往来	驾驶汽车或卡车（不带拖车）
17	17200	4.3	步行	4.5～5.1 km/h，水平硬地面，快速，以锻炼为目的
18	18255	4.8	水上活动	游泳，仰泳，休闲
19	19030	7.0	冬季活动	溜冰，一般
20	20000	1.3	宗教活动	坐在教堂里，进行仪式，参加典礼，静坐
21	21000	1.5	志愿者活动	坐位，会议，一般和（或）包括说话

该编码表的应用仅限于 18 岁以上的成年人。

根据编码表中某一项体力活动项目的 MET 值,可以通过公式计算相应的能量消耗:

能量消耗＝活动强度(METs)×活动时间×体重×3.5/200

（根据每消耗 1 L 氧产生约 5 kcal 热量推算）。

例如,赵太太,体重 50 kg,从事家务劳动(编码 05042,MET 2.5),一天共 40 min,则家务劳动消耗的能量为

$$2.5 \times 40 \times 50 \times 3.5/200 = 87.5 \text{ (kcal)}$$

体力活动能量消耗编码表可应用于运动处方的制定,有助于实现个性化、多样化的运动选择。

 链接：运动处方

运动处方是指针对个人的身体状况,采用处方的形式规定健身者锻炼计划的方法。由康复医师或体疗师,对从事体育锻炼者或病人,根据医学检查资料评定其健康水平和运动能力,用处方的形式规定运动种类、运动强度、运动时间及运动频率,并提出运动中的注意事项。

六、常用体力活动减重方案

（一）体力活动推荐量

早在 1978 年,美国运动医学协会（ACSM）推荐了 "为了拥有、维持健康的心血管功能和理想的身体成分,成年人应该进行每周 3～5 次,每次 15～60 min,运动强度达到 60%～90%最大心率（相当于 50%～85%最大摄氧量）,节奏较强的大肌群有氧运动,如跑步、游泳、滑冰等耐力型运动"。1998 年修订时,锻炼时间改为 "每次 20～60 min,或者每次至少 10 min 累积达到每天 20～60 min"。

2004 年国际肥胖研究学会（IASO）总结了多种体力活动推荐量,

达成共识："每周最好每天进行 30 min 的中等强度的体力活动，对于预防心血管疾病、糖尿病等多种慢性病有积极意义，但是对现代生活环境中的许多人来说，以此来控制肥胖及防止体重反弹是不够的，每天 45～60 min 中等强度体力活动，对预防超重和肥胖是有效的，而防止体重反弹需要每天 60～90 min 中等强度的体力活动，或时间少一些的高强度体力活动"。

2011 年，中国成人肥胖症防治专家共识建议："每天进行 30～60 min 中等强度体力活动"，"中等强度体力活动消耗的能量，男、女分别为 4.8～7.0 kcal/min 和 3.3～5.1 kcal/min，如以心率大致区分，进行中等强度体力活动量时的心率为 100～120 次/min"。

按照减重目标，对于需要亏空的能量，一般采用增加体力活动量和控制饮食相结合的方法，其中 50%由增加体力活动的能量消耗来解决，另外 50%由减少饮食总热量和减少脂肪摄入量来安排。

减重实际上是减少体内过多的脂肪量。1 g 脂肪完全燃烧产生 9 kcal 热量，但脂肪组织（肥肉）中除了含约 90%纯脂肪外，还含有少量蛋白质和水分，1 kg 肥肉大约含有 7 700 kcal 热量，因此减重 1 kg 就需要消耗热量 7 700 kcal。

减重速度不宜过快，以免影响健康。大多数推荐每周减重 0.5 kg 为宜，一般不超过每周 1 kg 的减重速度。

如果计划每周减重 1 kg，则需要每天亏空 1 100 kcal 的能量，其中通过体力活动消耗 550 kcal，大约相当于每天中等强度体力活动 2 h，其余 550 kcal 通过减少饮食热量来完成。

如果计划每周减重 0.5 kg，则需要每天亏空 550 kcal 的能量，其中可由体力活动消耗 300 kcal，大约相当于每天中等强度体力活动 1～1.5 h，其余 250 kcal 通过减少饮食热量来完成。

例如，吴先生，计划 1 个月减重 4 kg，即每周减重 1 kg，每天需要亏空能量 1 100 kcal，1 天需要体力活动消耗 550 kcal 热量，可以每天骑自行车上班 30 min（消耗能量约 150 kcal），游泳 30 min（消耗能量约 250 kcal），打羽毛球 30 min（消耗能量约 150 kcal）。可以用能量消耗相等或相似的体力活动项目来交换。

（二）日常生活中的减重活动

日常生活中，无论上下班、走路，还是做家务等，都包含了多项体力活动，应用这些体力活动就可以促进能量消耗，有助于预防和控制肥胖。

职业工作本身就涉及各种体力活动，当然，对于不同的职业，体力活动的强度差别很大，尤其对于久坐少动者如办公室工作人员等，常缺乏体力活动，可以鼓励在工作的间隙进行一些适当的运动。比较常见的运动有颈部运动、扩胸运动及腰腿运动等。

在交通出行时尽量选择步行、骑自行车的方式以增加体力活动。鼓励人们在 1 km 的距离内采用步行的方式，短途（如 3 km）出行提倡骑自行车。如果需要选择机动车出行，可提前 1 站下车然后步行到目的地。即使乘坐公交车，也可进行体力活动，在车上站着比坐着更能消耗能量，站着还能轮流踮起脚尖，坐位时可以活动脚尖，做上下摆动。此外，对于 5 层以内的楼梯提倡选择步行上下楼以替代乘坐电梯。

家务中的体力活动主要包括做饭、洗衣服、打扫卫生、照看孩子和老人等。在我国家庭中，长期以来家务劳动仍然主要由女性承担较多，对于久坐少动或看电视时间较长的男性，应鼓励参加家务劳动，有利于提高其体力活动水平。在进行家务劳动时，也可适当增加体力活动量，如收拾餐具时可分几次进行，以增加步行量，洗碗时还可左右轮流做抬腿动作等。

日常生活中的体力活动，适合每天进行数次，每天累积时间在 30 min 以上，强度适中即可。在这些活动中，除了工作以外，走路、骑自行车就是很好的减重运动，此外，在家务劳动中，擦窗、拖地等也是不错的减重方案。

（三）伸展运动练习

伸展运动练习可以锻炼机体的柔韧性，常用于运动前的准备和运动后的放松活动，也是办公室工作人员或家庭主妇闲暇时方便进行的体力活动。柔韧性是指关节及其周围肌肉的活动幅度。柔韧性与关节结构及关节周围的肌肉、肌腱及韧带等有关，其中，肌肉是训练的主要因素。如果肌肉过于紧张，关节就不能全方位活动。通过伸展运动练习，如伸展、屈曲、扭转肢体和躯干，能保持肌肉良好的弹性和爆发力，增加运动时关节的活动幅度。

伸展运动主要包括静力性和动力性伸展运动。静力性伸展是将肌肉、肌腱、韧带等缓慢拉伸，并停留一定时间的方法，动力性伸展是指有节奏地重复某一动作的拉伸方法。这两种方法均可采用主动和被动方式，主动伸展是借助自身的力量进行拉伸，被动伸展是依靠外力（如同伴）的拉伸方法。通常将静力、动力、主动、被动伸展练习结合起来运用。推荐大关节静力性伸展练习。

1. 静力性伸展运动

静力性伸展是在一定时间里局限在一定范围内的伸展活动，缓慢牵拉肌肉，出现轻微酸痛感时停止牵拉，维持 10～30 s 再放松，一般重复 2 次动作，静力伸展适合在运动后进行。以下是比较常见的静力性伸展运动：

颈部伸展运动：身体坐直，慢慢将头部向下低，感觉到颈项后部肌肉拉伸时停留 15 s，慢慢将头抬起向后仰，以伸展颈项前部肌肉（图8-2），再将头部分别向左、向右做同样的动作。需要注意的是，将头部倒向侧面时，不要让肩部上抬，否则，无法使肌肉得到充分的伸展。

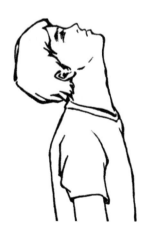

图 8-2　颈部伸展运动

肩部伸展运动：将手臂抬高，将左手越过身体，左肘关节微弯，并以右手固定于左肘关节处，然后将左手臂向身体靠，直到感觉到肩膀的肌肉紧绷，保持 15 s 后放松，然后轮换将右手臂向身体靠，重复相同动作（图 8-3）。

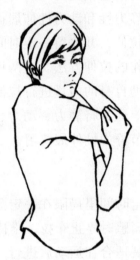

图 8-3　肩部伸展运动

背部伸展运动（图 8-4）：手掌合实，手指相扣，掌心向外，双手在胸前高度，伸直手臂向前推，拉伸背部肌肉，保持 15 s。也可坐在椅子上，慢慢将身体向下压，双手伸直按在地上，保持 15 s。

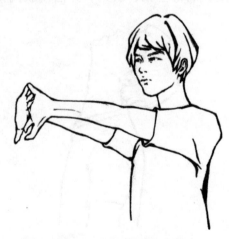

图 8-4　背部伸展运动

　　胸部伸展运动（图 8-5）：双手合实，手指相扣放置在头后枕部，将双肘关节尽量向后拉开，使肩胛骨尽量往中间挤压，感到胸肌拉紧，保持 15 s。也可手指相扣，手心向上，双手上举过头并尽力向上伸直手臂，保持 15 s。

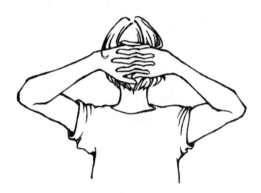

图 8-5　胸部伸展运动

　　腰腹部伸展运动（图 8-6）：坐位，颈部和背部保持直立，右手置于身体后方，左手放在右膝关节固定，头和肩部朝向右手向右后方扭转，以伸展腰腹部肌肉，保持 15 s，再换另一侧，身体向左扭转，进行相同的动作。

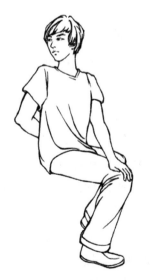

图 8-6　腰腹部伸展运动

腿部伸展运动（图 8-7）：双脚交叉站立，慢慢弯腰，将身体向下压，双手伸直按在脚背上，以伸展大腿后部肌肉，保持 15 s。站立，右手扶墙，左手从后方拉住右足踝，以伸展股四头肌，保持 15 s，再换另一侧，做同样的动作。还可面对墙站立，双手按于墙上，右脚在前，右膝弯曲，左腿向后伸直，慢慢将身体向着墙倾斜以伸展小腿，保持 15 s 后换腿重复。

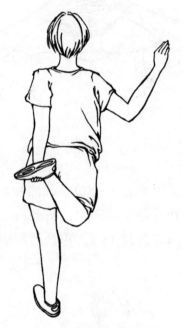

图 8-7　腿部伸展运动

2. 动力性伸展运动

动力性伸展运动是通过快速、重复性的动作来牵拉肌肉，常作为训练的准备活动，能够使肌肉和关节为接下来的激烈运动做好热身准备。

动力性伸展运动时，快速拉伸的肌肉能引起肌肉的反射性收缩，做拉伸时动作不要太剧烈，以免产生不良后果。伸展幅度要由小到大，每个练习重复 5～10 次。常见动力性伸展练习如下：

压腿：压腿能很好地伸展大腿后部和臀部肌肉。压腿分为正压腿、侧压腿和后压腿，压腿多为静力性拉伸，也可进行动力性压腿练习。

压腿多在跑步、踢腿等练习之后进行。以正压腿为例，把腿放在与腰同高的物体上，支撑腿与地面垂直，膝部挺直，被压腿脚尖向上勾起，上半身用力压向被压腿。压腿到一定程度（如腿部稍有酸痛感），保持此种姿势状态，持续 30 s，即为静力性压腿。也可弓步压腿，两腿前后成弓箭步，拨腰、挺髋，双手扶在并轻微按压屈膝大腿的前端，通过躯干上下振动及沉髋下压的动作进行压腿，重复 5～10 次后换腿练习。

踢腿：即抬起腿用力伸出去，包括正踢、侧踢、后踢等。以前后踢腿为例，可伸展大腿后肌群、臀肌、股四头肌，练习时右手扶墙，通过右手和左脚保持平衡，上摆右腿，使之与地面平行，向前踢腿，然后向后摆腿，单踢腿 10 次，换腿重复练习。

转动关节：如转腰可拉伸腰部肌肉。练习时两脚分开站立，与肩同宽，双手叉腰，先将腰部向左，然后向前、向右、向后按顺时针方向转动 10 圈，再按逆时针方向转动 10 圈，上半身要基本保持直立状态。转腰时也可两脚分开站立，下半身保持不动，双手抬起与胸部平，上半身分别向左后、向右后两侧来回转动。

此外，还可进行全身性动力伸展练习，如小步跑、高抬腿跑、原地跳等。

瑜伽、健美操等全身性运动对于增强身体的柔韧性和肌肉的伸展能力具有显著的作用，并且有助于减脂和控制体重。

伸展运动每周可做 5～7 次。上班族应多做拉伸运动，每次可做 5～10 个动作，每个动作持续 30 s。

（四）有氧运动锻炼

有氧运动促进糖类和脂肪的有氧代谢，减少糖类转化为脂肪储存，采用中等强度持续时间较长的有氧运动，更能增加脂肪氧化的供能比例，一直被认为是主要减重运动方式。

1. 步行

步行是人类最基本的活动方式，被认为是世界上最好的运动。步行安全，且容易坚持，也是常见的减重运动方式。步行为耐力性有氧运动。

步行尤其适宜于中老年人群。

（1）步行运动强度

有些机构和指南推荐每天步行 6 000～10 000 步，但单纯的步数建议并不包含步行运动强度，事实上运动强度是体力活动重要的构成要素。对于步行而言，运动强度通常用步行速度（m/min 或 km/h）表示，步行速度在健身房里应用较方便，但在日常生活中，当我们在外散步的时候并不容易计算步行速度，相对而言，可以应用步频（每分钟走多少步）来反映步行运动的强度。

国内的研究表明，要达到中等强度的步行速度，需要达到 110 步/min 的步频。稍低强度的步行也要争取达到 100 步/min。其他反映中等强度运动的指标有：60%～80%最大心率，通常推荐 100～120 次/min；3～6 METs 代谢当量相当于中等强度。

（2）步行频率和持续时间

步行运动最好每天坚持，推荐 5～7 次/周，为了减重运动，步行时间最好持续 60 min，至少要尽量持续 30 min。以 110 步/min 计算，每天步行 60 min 可达到 6 600 步。

（3）步行能量消耗

查体力活动 30 min 的能量消耗表，散步 30 min 消耗 100 kcal，60 min 则为 200 kcal。

按照国际体力活动问卷中（IPAQ）的代谢当量计算，步行一般为 3.3 METs，则 60 kg 体重的人步行 60 min 的能量消耗为

3.3 METs × 3.5 mL/(min·kg) × 60 min × 60 kg/200 = 207 kcal

而在体力活动能量消耗编码表中，家务劳动中的步行项目代谢当量仅为 2.5 METs，未达到中等运动强度，60 kg 体重的人步行 60 min 的能量消耗仅为

2.5 METs × 3.5 mL/(min·kg) × 60 min × 60 kg/200 = 157 kcal

2. 慢跑

慢跑也称健身跑,是一种中等强度的有氧运动,慢跑时节奏较慢,跑步距离相对较长。慢跑最主要的特点是始终以有氧代谢的方式进行运动,它的"慢"是指运动强度而言,要求在有效心率区(一般在 120~160 次/min)进行。

慢跑适宜于较年青的肥胖人群,但过胖的人不宜进行跑步锻炼。

慢跑时呼吸要有节奏,最好用鼻子呼吸,如鼻子呼吸不通畅,嘴巴可半张开,舌顶上腭。上半身、两臂、双肩及颈部要放松,踝、膝、髋关节在蹬伸后也要即时放松,不应采用足尖式跑步,要用脚掌有弹性地着地。

对于减重而言,慢跑的运动强度,按照 60%~80% 最大心率,一般以 130 次/min 的心率较合适,跑步者不觉得喘气,跑步中不影响大声说话。随着运动强度增大,也可达到 150 次/min 的心率水平。

慢跑的频率以每周 3 次为宜,每次跑步的持续时间可采用逐渐延长的方法,开始慢跑时,可每次连续跑步 15 min,经过 2~3 个月的适应后,每次连续跑的时间可增加到 30 min。对于进行更大强度锻炼者,也可每次 45 min,最长可达 60 min。

慢跑的能量消耗,查表可知一般慢跑的代谢当量为 7 METs,如 60 kg 的人慢跑 30 min 的能量消耗为 $7.0 \times 3.5 \times 30 \times 60/200 = 220$ (kcal)。直接查看体力活动 30 min 的能量消耗表,一般慢跑 30 min 的能量消耗约为 200 kcal。

3. 骑自行车

骑自行车不仅是常用的交通出行方式,也是重要的健身项目。骑自行车是以有氧运动为主的活动项目。大多数情况下,人们以较慢速和较长时间的有氧运动方式骑自行车,有些人为了提高运动强度,可以进行高速骑行而进行无氧运动。

实际上,骑自行车是一个全身性的运动项目,骑车时主要是下肢肌肉的动力性运动,但上肢肌肉也持续地静力性收缩,也在运动。

　　骑自行车适合大多数人群，当然，四肢关节有严重疾病者并不适宜自行车运动。此外，如果长达数小时保持某种姿态对于颈椎和腰椎都是很重的负担。同时，对于男性而言，如果太长时间骑行会对盆底肌肉的血液循环造成一定的压迫，而对前列腺的健康有一定的影响。

　　因此，骑车姿势很重要，骑车时上身稍前倾，腰部稍弯曲，两臂伸直，不驼背，不塌腰，蹬车时腿部要直，两脚一蹬一提，同时用力，踩脚蹬的时候应该前脚掌踩在脚蹬子上。此外，车把和车座的高度也很重要，车把基本跟车座同一高度或者略高一点，很多人车座过低，踩到底的时候膝关节还是弯曲状态，这样的动作不合适，以足正好踏在脚踏板上为宜。

　　骑自行车的运动强度，按照 60%～80%最大心率计算比较方便，如果能够测定静息心率，可以根据心率储备确定目标心率，对于年龄稍大的人，可以按照心率储备的 60%计算作为临界值。例如，50 岁的人，测得静息心率为 70 次/min，其目标心率为

$$[(220-50)-70] \times 60\% + 70 = 130 \ (次/min)$$

对于没有运动习惯、缺乏锻炼的人群，大概在 120 次/min 的心率也可以。

　　骑自行车的频率，如果作为交通出行的方式，可以每天骑车，所以骑车频率为每周 5～7 次。骑车的持续时间，因为骑车时自身的体重是负担在自行车上，可以持续较长时间，在上下班时可以骑车 30～60 min，如果为了减重的目的，可以达到 1～2 h。

　　骑车的能量消耗，查体力活动能量消耗编码表，较缓慢骑车的代谢当量为 6.8 METs，60 kg 的人骑行 30 min 的能量消耗为 6.8×3.5×30×60/200＝214 (kcal)。直接查看体力活动 30 min 的能量消耗表，按照 15 km/h 的速度骑车 30 min 的能量消耗约为 200 kcal。

4. 游泳

　　游泳是利用水的浮力使身体在水中有规律运动的技能。游泳是一项全身性的有氧运动，除了提高心肺功能以外，还能锻炼几乎所有的肌肉。

游泳特别适合减重，尤其适宜于体重较重的肥胖者。

肥胖者体重过重，使身体（尤其是腰部和下肢）要承受很大的重力负荷，在陆地活动容易疲劳，也容易损伤下肢关节，而水的浮力可抵消游泳者大部分的体重，减轻了下肢的负担。同时，水的阻力比空气大，手脚在水中运动时，胸部、背部、腹部、臀部、腿部肌肉都会得到很好的锻炼，并且水的散热速度快，因此在水中游泳消耗热量多，减重效果好。

当然，游泳必须注意一些事项：① 游泳前的准备活动，不宜在饭前饭后游泳，游泳前先做热身运动约 10 min，活动四肢关节和各部位的肌肉，入水前先试水温，可先浇一点水在身上，适应水温后再入水，以免突然受冷产生肌肉抽搐；② 身体患病者不宜游泳，游泳后较容易患结膜炎、中耳炎、鼻窦炎、咽喉炎、吸入性肺炎、皮炎等，此外，女性月经期也不宜游泳；③ 游泳时间不宜过长，入水后首先受冷刺激而皮肤苍白，然后体表血管扩张，肤色浅红，由冷转暖，但在水中停留过久，散热过大，会出现寒战，应及时出水，一般不宜超过 1.5～2 h；④ 游泳后用干净水冲洗体表，做放松运动，可适当补充一些运动饮料；⑤ 游泳必须注意安全，并且不宜在不熟悉的水域游泳。

关于游泳的运动强度，中等运动强度仍然可用 60%～80%最大心率来判断，简单的方法也可用"180（40 岁以上可用 170）－年龄＝运动心率"来估计运动强度。

游泳的频率可每周 3～4 次或隔日 1 次。每次游泳的持续时间一般在 30～60 min。游泳量和游泳时间也可逐渐增加，小运动量和中运动量游泳练习每次持续时间约为 30 min，每游 50 m 距离也可休息一会儿。

游泳的能量消耗，可查能量消耗表，游泳 30 min 的能量消耗约为 250 kcal。

5. 健身操

健身操（健美操）是集体操、音乐、舞蹈于一体的全身性有氧运动。健身操分为竞技健美操、健身健美操等。健身操的主要特点是动作简单易学，适合大众参与，其目的在于健身锻炼。

健身操有多种分类，按年龄分为青少年健身操和中老年健身操，按照锻炼部位分为颈部、胸部、腰部、臀部、手臂、腿部等健身操。

健身操还包括有氧舞蹈项目，有氧舞蹈可以将许多舞蹈动作健美操化，可以进行多种组合练习。

广场健身操舞是近几年新出现的一种健身运动形式，因多在广场聚集而得名，融自娱性与表演性于一体，以集体舞为主要表现形式。广场健身操舞的动作简单易学，音乐时尚感强，运动量适度，因此已成为全民最为普及的健身活动之一。

当然，有氧舞蹈还包括中、快节奏的交谊舞。跳舞以腰部扭动为核心，带动上下肢体及全身肌肉、关节有规律地活动，有助于减少人体腰部、臀部和大腿部的脂肪。

健身操舞适合多个年龄层次的人群，尤其受到广大女性的喜爱。

健身操舞一般为中等强度的运动，可用 60%～80%最大心率来判断，参加运动者身体微微出汗，但不会大汗淋漓，运动中感觉气喘，但是能完整地讲出一句话。

健身操舞的频率，可每周 3～5 次，每次 30～60 min，中间最好有间歇休息。

健身操舞的能量消耗，可查体力活动 30 min 能量消耗表，慢速跳舞约消耗 100 kcal，快速跳舞约消耗 200 kcal。

6. 非竞技性球类运动

很多球类运动属于有氧和无氧混合性运动。非竞技性球类运动如果采用中、低运动强度，则以有氧运动为主。如羽毛球、乒乓球、门球、高尔夫球等速度较慢，强度相对较小，适合体质较差、肥胖程度较重的人群。

非竞技性球类运动可每周 3～5 次，每次 30 min 以上。

非竞技性球类运动如羽毛球、乒乓球等运动 30 min 的能量消耗约为 120～150 kcal。

7. 其他有氧运动

跳绳：跳绳是一项全身有氧运动。跳绳简单易行，对场地要求不高，只要一根合适绳子就可，绳子的长度以两手握住绳子把柄，两脚踏在绳子中间，绳子两头抵达腋窝部为宜。跳绳时不要追求速度，要尽可能持续更长时间。可每周 5 次，每次 30 min，可跳绳 5 min，休息 1 min，反复练习。跳绳消耗的能量较多，跳绳 30 min 可消耗 200～250 kcal 热量。

登山或登楼梯：是简单易行的有氧运动，但对膝关节的负荷较重，尤其对于患骨关节疾患的病人、老年人不适宜。

太极拳是具有中国特色的有氧运动，除了有助于能量消耗外，能够锻炼身体的柔韧性。滑冰或滑雪消耗能量较大，但有场地和季节的要求，尤其需要注意安全。

（五）抗阻力运动锻炼

抗阻力运动即克服阻力的运动，阻力来自于外界或自身体重。抗阻力运动也称力量运动，其目的在于训练人体的肌肉，增加肌肉的重量，增强肌肉的力量。抗阻力运动多为高强度运动，持续时间短，爆发力强，因此，一般为无氧运动。

抗阻力运动也有很好的减重效果。一方面，抗阻力运动增加肌肉的重量，可以提高静息代谢率，即使已停止运动，能量消耗还会继续；另一方面，抗阻力运动增强了肌肉的力量，有利于更进一步的锻炼，消耗更多的能量。

抗阻力运动可以从大肌群（胸部、背部、腿部）开始锻炼，逐渐加上小肌群（肩部、肱二头肌、肱三头肌）的锻炼。

根据肌肉收缩的方式，抗阻力运动有静力性运动和动力性运动之分。静力性运动即对抗固定不动的阻力运动，肌肉以等长收缩的形式使人体保持某一特定位置持续静止用力，能有效提高肌肉的张力，发展肌肉最大力量或发展薄弱肌群的力量。动力性运动是肌肉在拉长状态中克服阻力的运动。对于健康人而言，一般以动力性抗阻力运动为主。此外，抗阻力运动还分为单关节运动和多关节运动，重点进行多关节运动锻炼。

抗阻力运动量与运动强度、重复次数和运动组数有关。运动负荷强度，一般用一次最大重复（1 RM）的百分比（%1RM）表示或最大重复次数（RM）表示，负荷越大，重复次数越少，随训练者力量增加后，负荷不变，重复次数会增加。通常将重复 1～6 RM 负荷的训练称为高强度训练，8～12 RM 为中等强度，10～15 RM 为低强度。对于普通人群，适合以 8～12 RM 中等强度负荷同时发展肌肉力量、耐力和肌肉体积，如果以 1 RM 的百分比表示强度，可采用 60%1RM 的中等运动强度，可逐渐增加运动量。

抗阻力运动常分组训练，如每一肌群可分 2～4 组练习，每次至少锻炼 1 组主要的肌群，一般完成 1 组抗阻力训练约需 20 min。每组重复一定的次数，重复次数与负荷强度有关，如肌肉耐力训练可重复的次数在 12 RM 以上，而爆发力和力量训练重复 1～6 RM。

每组运动锻炼之间需要一定的休息时间，为组间休息时间。组间休息时间受很多因素影响，但一般认为主要取决于运动锻炼的目的。如为了提高肌肉耐力和增加肌肉体积而训练的组间休息时间约为 1 min，而为了提高肌肉爆发力和力量的组间休息时间常需要 2～5 min。

每次抗阻力训练之后需要充足的间隔时间（同一肌群练习的时间间隔约 48 h），以保证机体的恢复，避免过度疲劳，但间隔时间过长（72 h 以上）会降低运动效果，因此，抗阻力运动的频率一般以每周 2～3 次为宜。

抗阻力运动的能量消耗，可查体力活动能量消耗编码表，如体能锻炼中的抗阻力运动代谢当量约为 5.0 METs。

1. 俯卧撑

俯卧撑是简单易行的抗阻力运动，主要是锻炼上肢、胸部、腰背和腹部的肌肉，尤其是锻炼胸部肌肉的经典动作，常作为学校男生体育考核的项目之一。做俯卧撑时，依靠双手和脚尖保持平衡，身体从肩膀到脚踝成一条直线，两手相距略宽于肩，利用手臂屈伸肘关节带动身体俯卧和撑起，下降身体时，胸部距离地面约 2 cm，然后，马上用力撑起回到起始位置（图 8-8）。做俯卧撑时的呼吸动作，可在俯卧时吸气，撑起时呼气，也可重复几次俯卧和撑起动作后做一次吸气和呼气。

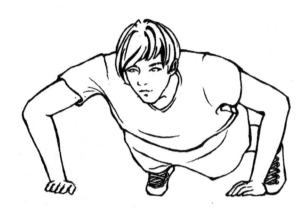

图 8-8　俯卧撑

做常规俯卧撑是以身体自重为阻力的，作为力量训练时可能运动强度不够，可在常规俯卧撑的基础上，在腰背和腿部放置适量的重物，则为负荷俯卧撑。此外，对女性而言，由于力量不足，可以采取双膝触地的方式练习，也有助于锻炼上肢和胸部的肌肉。

在做俯卧撑前后，要做好准备和放松活动，以防止受伤和肌肉僵硬。

初学俯卧撑运动者，可从每次练习 2 组开始，每组重复约 20 次，每组之间可休息约 1 min。有一定基础者可逐渐增加次数，每组可练习 30～50 次。

俯卧撑适合各类人群，尤其受到男性的青睐，但高血压病、心脏病等患者并不适宜俯卧撑练习。

此外，还可以进行立卧撑练习，与俯卧撑相比，除了提高手臂、肩、背的力量外，还可锻炼腹部和腿部的肌肉。练习立卧撑时，首先做一个俯卧撑，然后收小腿成半蹲姿势，再站起来，重复动作。

2. 仰卧起坐

仰卧起坐是指在仰卧位时，利用腹肌收缩的力量将上半身抬起，迅速变成坐姿的一种运动方式。仰卧起坐主要锻炼腹部肌肉。

传统的抱头式仰卧起坐方法是：仰卧，腹部与大腿呈 90° 或 180°，大腿与小腿呈 90° 或 180°，脚部固定，手臂向后伸，双手交叉置于颈枕后，双臂与腹部同时用力带动躯干屈伸，但这种姿势容易让颈部受伤，也会降低腹部肌肉的运动量。因此，宜将双手半握拳放于耳朵两侧，但不要用力按压耳朵（图 8-9）。

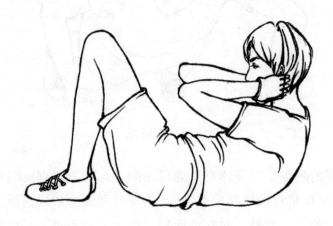

图 8-9　仰卧起坐

改进的抱胸式仰卧起坐方法为：仰卧，屈膝 90°，双手臂交叉置于胸前，起坐时让腹部主动发力，而并非手臂加力，起坐时两肘触及大腿，躺下时肩胛骨着垫，速度不要太快，大约每 2 s 完成 1 次。据研究，采用抱胸式仰卧起坐与抱头式仰卧起坐时腹肌运动情况并无显著性差异，因此，练习仰卧起坐时，以抱胸式仰卧起坐为宜。

仰卧起坐时注意呼吸动作，在向后仰卧的过程中开始吸气，肩背部触垫时屏气收腹，而在上半身抬起至腹部有胀感时快速呼气。

做仰卧起坐时，一般每次可做 2~3 组，组间休息约 1 min，开始锻炼时每组 10 次，然后逐渐增加到 20 次。

仰卧起坐动作不仅锻炼腹部肌肉，可使腹部肌肉变得坚实，还能刺激腹股沟部位的血管，促进血液循环，有助于缓解一些妇科疾病，因此，很多女性喜爱仰卧起坐锻炼。

与仰卧起坐相似的动作还有仰卧卷腹：仰卧，屈膝，双臂屈肘，双手半握拳置于耳侧，然后开始抬起身体，想象上半身在微微卷起，但下背部不能离地，感觉腹肌在充分发力，当上半身卷起到极限时停顿一两秒钟恢复平躺姿势，重复练习。仰卧卷腹与仰卧起坐的区别在于，仰卧起坐时臀部不能离地，仰卧卷腹时下背部不能离地，整个动作由腹肌的收缩和伸展来完成，因此，仰卧卷腹对腹部肌肉的刺激更大。

此外，有些人群下腹部赘肉明显，尤其需要锻炼下腹部肌肉，可采用仰卧抬腿的方法练习。平躺在垫上，双腿并拢，抬起双腿直至与地面垂直，然后放下，但脚不要触到地面，重复练习。

3. 深蹲

深蹲是髋、膝的双关节动作，深蹲时会动员全身很多大肌肉群，尤其是练习大腿肌肉的所谓王牌动作，同时，通过深蹲可以提高心肺功能。

随时随地都可进行的是徒手深蹲动作，也可负重深蹲（杠铃深蹲）练习。

初学者可先练习徒手深蹲。深蹲前，进行伸展运动，活动腰部和腿部关节。深蹲时，腰背挺直，两脚与肩同宽，手臂前伸以保持平衡，臀部尽可能向后下蹲（图 8-10），想象臀部后面有凳子可以坐下去，下蹲过程中，膝关节不超过脚尖，尽量蹲深，蹲到大腿平行地面或稍低于膝，但也不能下蹲过低，臀部不宜低至踝关节。下蹲速度不宜过快，可 $2 \sim 3$ s，下蹲到低位时可停留 $1 \sim 2$ s，然后再蹲起，腿部用力，抬头蹬腿用力向上，而不要先抬起臀部后直腰，蹲起过程要保持重心稳定，脚不能移动，蹲起过程约 2 s。

深蹲时的呼吸过程，在缓慢下蹲时深吸气，在蹲起时呼气。

初练深蹲者，可按照 $2 \sim 3$ 组练习，每组重复 $10 \sim 20$ 次，组间休息 1 min 左右，逐渐增加运动量。深蹲结束后进行放松运动。

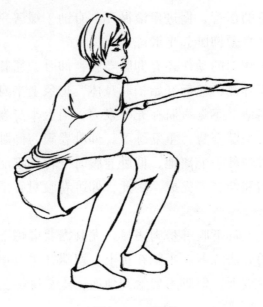

图 8-10　深蹲

负重深蹲时，将杠铃置于颈后肩上，两手握住横杠两端，保持杠铃平衡，进行下蹲和蹲起的动作。

深蹲适宜于大多数中青年人群，对男性和女性都有益处，但心脑血管病患者不宜进行深蹲运动锻炼。

此外，静蹲的方法对一般人群都适合，也适宜于老年人群。

静蹲主要锻炼股四头肌，采用静力性运动锻炼的方式，不容易损伤关节。静蹲时，可背靠墙，双脚与肩同宽，身体直立，双手可轻搭于双腿之上或垂于身体两侧或向前平举，双膝弯曲下蹲，小腿与地面垂直，膝关节和脚尖在一条垂直线上，按照大腿从垂直状态往下弯曲的角度，可分为30°、60°、90°等不同角度进行练习，但大腿与小腿之间的角度不要小于90°。保持静蹲的持续时间个体差异较大，一般是蹲到不能坚持作为 1 次结束，休息约 1 min，再重复练习，重复 3～5 次为 1 组，在一天不同的时间段练习 1～3 组。

4. 哑铃

哑铃锻炼（图 8-11）是利用哑铃器械进行健身的方法。利用哑铃可以锻炼手臂、胸部、肩部、背部及腰腿部的肌肉。哑铃锻炼不仅可以增强肌肉力量，也有助于减脂。

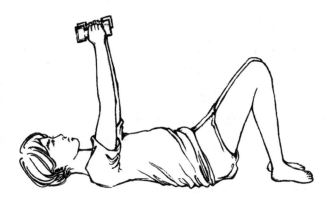

图 8-11　哑铃锻炼

以减脂为目的的哑铃锻炼适合采用较小负荷（重量）和较多重复次数的练习。运动强度一般不超过最大负荷的 60%（60%1RM），例如，只能举起 1 次的哑铃重量为 10 kg，则可选用 6 kg 的哑铃重量练习，可重复 15 次以上（15 RM），分 2～4 组练习，组间休息约 1 min。每次锻炼 30 min，1 周 3 次。

哑铃锻炼前后，做准备和放松运动。按照锻炼不同部位的肌肉，选择操作方法。例如：

为了锻炼手臂和胸部肌肉，可仰卧推举，仰卧在平凳上，两脚平踏在地上，两肘弯曲，手心朝腿部的方向，握住哑铃向上推起，两臂伸直时，哑铃重心接近位于肩关节的支撑点上，然后，两臂慢慢弯屈，哑铃垂直落下，下降至最低处时，重复上推动作。

为了锻炼肩背部肌肉，进行平举练习，两脚分开站立，背部挺直，双臂垂直于身体两侧，双手抓握哑铃，向两侧上方平举哑铃至双肩水平，掌心向下，然后返回到起始位置，重复动作。也可坐于平凳上进行推肩练习，收腹挺胸，双手握住哑铃，从身体两侧举起，手心朝向正前方，将哑铃分别从身体的两侧推起至头顶，回到起始位置，重复。

为了锻炼腰腿部肌肉，可练习负重深蹲，两脚分开站立，双手握住哑铃位于身体两侧，做深蹲运动，蹲下至大腿平行地面或稍低于膝，膝关节不要超过脚尖，蹲起后重复动作。也可练习屈腿硬拉，硬拉就是俯身向上提哑铃的动作，利用哑铃屈腿硬拉时，两脚分开站立，哑铃放于体前，屈膝俯身，双手正握哑铃，腰背绷紧，翘臀，双腿用力伸膝将哑铃提起，然后屈膝缓慢下降还原，重复动作。锻炼小腿肌肉时，可练习哑铃提踵，双手握持哑铃垂于身体两侧，前脚掌着地，提起脚跟，稍停顿再缓慢落下，重复动作。

哑铃锻炼适合于年龄较轻且体质较好肥胖人群和健康人群。

 链接：运动时的呼吸方式

① 同步式呼吸：每做一次动作进行一次呼吸。

肌肉收缩用力时呼气，伸展时吸气，一般在负荷较重、仰卧位运动时采用这种呼吸方式，如仰卧推举等。

肌肉收缩时吸气，肌肉伸展时呼气，一般在负荷较轻时采用，如哑铃弯举等。

② 非同步呼吸：指呼吸频率与动作次数不同步。

几次动作一次呼吸，在动作间歇时进行，如俯卧撑等。

一次动作几次呼吸，在大负荷运动时，通过几次呼吸完成一次动作，如杠铃深蹲等。

③ 自由调节式呼吸：在进行小负荷运动时，可采用自由调节式呼吸。如慢跑、骑功率自行车等。

5. 拉力带

拉力带是一种由天然乳胶制成的小型健身工具，拉力带训练的阻力来自拉力带的弹性阻力，阻力大小根据其相对静止时的伸长百分比来确定。拉力带产品可以黄、橙、红、绿等不同颜色来区分拉力带的强度。

利用拉力带抗阻力运动能锻炼全身大部分肌肉。据研究，拉力带训练可提高四肢和腹背部的肌肉力量，还能有效降低身体的脂肪比例。

拉力带可以固定在手上练习，也可以打结成圆圈状套在肢体上进行各种练习（图 8-12）。

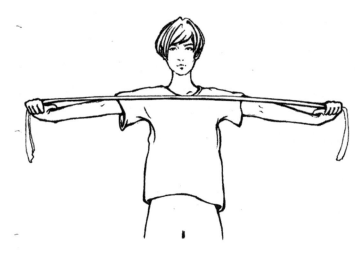

图 8-12　拉力带训练

拉力带的运动强度与其拉伸长度有关，强度监测可用运动心率测定，如采用中等强度，运动心率约为 60% 最大心率。拉力带训练时可分 2～4 组练习，每组练习约 20 次，组间休息约 1 min。训练前后进行准备和放松运动。拉力带用力时呼气，还原时吸气，避免屏气。

常见拉力带训练如下：

锻炼手臂和肩部肌群：站姿，躯干伸直，双脚固定拉力带，双手握住拉力带，屈肘用力向上拉，再缓慢放下，重复动作。

锻炼胸背部肌群：站姿，躯干伸直，双手握住拉力带向前平举，由前向身体两侧拉开，拉到最大处后还原，重复动作。

锻炼腰腹肌群：坐姿，双腿放平，将拉力带套住双脚，双手握住拉力带，利用腰部力量向后仰卧，然后还原，重复仰卧起坐动作。

锻炼腿部肌群：站姿，将拉力带套住双脚，背部伸直，屈膝至大腿与地面平行，双手在身体两侧握住拉力带，蹲起，然后还原，重复动作。

拉力带训练方便、安全，尤其适合中老年人群。

6. 室内健身车

室内健身车实际上是模拟户外运动的功率自行车，通过调节功率自行车的阻力，改变运动强度（功率），起到健身的效果。

健身车分为直立式、背靠式，靠背的设计可以给骑行者的背部及腰部提供良好的支撑，特别适用于中老年人。根据调节阻力的方式不同，分为磁控健身车、电磁控健身车、自发电健身车等。在功率自行车的显示面板上可显示运动速度、时间、距离、心率及消耗能量等数据。

健身车特别适合于体重过重不宜进行其他运动锻炼的肥胖人群，也适合没有时间进行户外活动的人群。如图 8-13 所示。

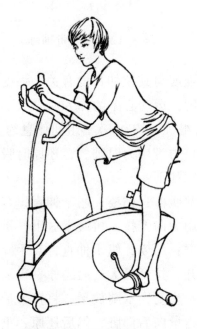

图 8-13　室内健身车

健身车既可进行中、低强度的有氧运动，也可选择高强度运动练习。运动前后应做准备活动和放松运动。注意调整好坐垫和把手的位置。

对于中老年人群，常选择有氧运动健身，可采用自由骑行法，将阻力调至较低档，自己掌握骑行速度，开始时较慢速，逐渐加快，结束之前再逐渐减慢。运动强度在中、低强度，运动心率控制在 60%～80%最大心率以内，自我感觉不太费力。每周 3～5 次，每次 30～60 min。

对于年轻人群，可采用高强度训练，热身运动时以较慢速度骑行约 5 min，然后进入高强度运动阶段，将阻力调至较高档，运动心率达到 80%～90%最大心率，自我感觉很费力，骑行约 5 min，再减速自由骑行 5～10 min，此为 1 组，可分为 2～4 组练习，组间休息 2～5 min，每周 2～3 次。

7. 其他抗阻力训练

划船器是一种模拟划船运动的器材，能够锻炼全身多个部位的肌肉。通过划船动作，上肢、下肢、背部和腰腹部肌肉得到充分的收缩和伸展，尤其对臂部、背部和腰腹部脂肪较多的人群，具有很好的减脂减重效果，此外，利用划船器在运动过程中对关节的冲击力较小，不容易导致关节损伤。划船器特别适合于久坐少动的人群。

（六）有氧运动结合抗阻力训练

 链接：运动训练的基本方法

重复训练法：按照一定要求反复进行某一项训练的方法，在每重复一次（组）训练的间歇时间，机体需要得到基本的恢复。重复训练法的负荷强度常较大，间歇休息时间较长，如短跑训练。

间歇训练法：指在一次（组）训练之后，按照规定的间歇时间休息，在机体还未完全恢复时立即进行下一次（组）训练的方法，如中长跑训练。

持续训练法：指运动负荷强度较低，时间相对较长，不间断连续进行训练的方法，如游泳、越野自行车等。

变换训练法：指在训练过程中有目的地变换运动强度、内容和运动形式的训练方法，如体操训练等。

循环训练法：指一种混合训练的方法，根据训练任务，建立若干练习站点，练习者按规定顺序，依次循环完成每站所规定的训练内容，如哑铃推胸—原地跳绳—仰卧卷腹等。

传统的观念一直认为采用中低强度和持续时间较长的有氧运动是最佳的减重方式。有氧运动强度较低，富有节律性，而且能够有效加强心肺功能，因此，容易被接受。但有氧运动需要较长的运动时间，很多减重者难以坚持，此外，肥胖者常对其下肢形成很大的压力，容易导致运动性损伤。随着对肥胖和减重运动的深入研究，发现抗阻力运动也具有很好的减重效果，通过抗阻力训练，不仅可以直接消耗能量，而且能够增加肌肉体积和增强肌肉力量，肌肉体积增加即机体瘦体重的增加，因为肌肉的代谢率远高于脂肪代谢率，瘦体重增加后使得静息时的能量消耗也增加，而机体的力量和耐力增强可以为进一步的运动锻炼提供更好的身体素质。

研究发现，采用有氧运动结合抗阻力训练比单纯有氧运动有更好的减重效果。无论男女肥胖者，与单纯有氧运动者相比，有氧运动结合抗阻力训练者体重和体重指数减少更加显著，腰臀比下降更多，并且机体的脂肪含量（体脂肪率%）减少也更加明显。国外研究报道，联合有氧运动和抗阻力训练12周后，机体瘦体重增加，男性躯干脂肪量减少，女性腹部脂肪量减少。

那么，有氧运动结合抗阻力训练的方法，是先有氧运动后抗阻力训练，还是先抗阻力训练后有氧运动呢？国内有研究者针对有氧运动和抗阻力训练不同顺序的组合运动进行了研究，有氧运动以快走或慢跑为主，每周5次，每次30 min，运动强度为60%～70%最大心率；抗阻力训练采用哑铃和其他训练器械，主要锻炼上肢、腰腹部和下肢的肌肉，每周5次，每次抗阻力训练约20 min，阻力负荷10 RM，分2组练习，每组重复约10次，组间休息1 min。在经过12周不同顺序组合训练后，先有氧运动后抗阻力训练和先抗阻力训练后有氧运动两组与训练前相比，体重、体重指数、体脂肪率均有显著性下降，但先有氧运动后抗阻力训练组的瘦体重没有显著性变化，而先抗阻力训练后有氧运动组的瘦体重有显著的增加，说明先抗阻力训练后有氧运动对瘦体重的影响更加明显。

目前的研究结果认为，先抗阻力训练后有氧运动对于减脂减重、增强肌力和提高心肺功能是更适宜的锻炼方式。因为脂肪酸从脂肪组织分解入血较慢，在运动后约 20 min，糖原消耗得差不多了，脂肪才开始启动氧化供能。先抗阻力训练，主要以糖原的无氧代谢供能，运动 15～20 min 后再有氧运动，很快就可以启动脂肪的氧化供能了，此外，抗阻力训练时经过糖酵解产生的乳酸在有氧运动时可彻底氧化，避免了乳酸的堆积。

先抗阻力训练后有氧运动的训练安排，例如：

① 进行约 5～10 min 的有氧准备运动，如压腿、活动肢体关节等。

② 抗阻力训练约 20 min，如胸部推举、负重深蹲、屈腿硬拉等，每个动作约 2 组，每组重复 12 次左右，组间休息 1 min。

③ 有氧运动约 30 min，如功率自行车，60%～70%最大心率。

④ 肌肉拉伸及全身放松运动 10 min。

（七）高强度间歇训练

高强度间歇训练（High Intensity Interval Training，HIIT）指进行多次短时间(一般在 30 s～4 min)的高强度训练，在两次高强度运动之间的间歇期以中低强度运动（积极性恢复）或完全休息，总运动时间较短（10～30 min）。

HIIT 的主要特点在于高运动强度和相对短的运动持续时间，高运动强度是指强度达到或接近最大运动能力，如按心率计算，可达到 85%～95%最大心率，间歇期则按 50%～70%最大心率，高强度运动与间歇期运动时间可以按照不同的比例（如1:2 至1:3），如高强度运动时持续 1～4 min，而在间歇期持续 3～4 min，每一个高强度运动加上间歇运动可作为 1 组，可重复约 4～5 组。

HIIT 尽管运动强度明显大于中低强度持续性有氧运动，但 HIIT 因为运动持续时间短，形式交替变化，更具有趣味性，能产生愉悦感，因此，更容易坚持。

国内有研究者针对青年肥胖女性分别采用高强度间歇训练和中等强度有氧持续训练的干预试验，HIIT 组以 85%～95%最大心率高强度运动 4 min，紧接着进行 50%～60%最大心率运动 3 min，然后休息 7 min，重复 4 组，而有氧持续训练组采用 60%～70%最大心率持续运动 33 min，每周运动 4 次。在经过 12 周的训练之后，两组体重、体脂肪率和腹部皮下脂肪面积均有显著下降，但 HIIT 组的腹部内脏脂肪面积和腰臀比显著下降，而有氧训练组腹部脂肪变化不显著。

由此可见，高强度间歇训练和中低强度有氧训练有相似甚至更好的减重效果。HIIT 减重的可能机制如下：

① 运动后过量氧耗(Excess Post-exercise Oxygen Consumption，EPOC)，指在运动后恢复期，机体由高代谢状态恢复到安静时超过安静状态耗氧量水平的额外耗氧量。运动结束后，肌肉活动虽然停止，但机体摄氧量并不能立即恢复到运动前相对安静的水平，运动后的过量氧耗主要用于脂肪氧化，而运动后过量氧耗与运动强度呈正相关，因此，高强度间歇训练所消耗的总能量会更多。

② 高强度运动不仅增强耐力和肌肉力量，还会增加肌肉的体积和含量，增加瘦体重，而瘦体重的增加会使静息时的能量代谢相应增加。

③ 运动会刺激神经内分泌系统的变化，在运动应激状态下，交感神经系统被激活，促进去甲肾上腺素、肾上腺素等儿茶酚胺的释放增多，运动强度越大，儿茶酚胺类释放越多，运动应激时糖皮质激素分泌也增多，多种激素的作用促进脂肪分解，促进能量消耗增加。此外，可能不同部位的脂肪对于运动强度的敏感性并不相同，高强度运动可能动员更多的脂肪分解激素，而内脏脂肪对这些激素更加敏感，因此高强度训练时腹部脂肪减少更多。

④ 高强度运动比低强度运动更容易导致食欲的改变，高强度运动时交感神经兴奋性更高，而副交感神经相对处于抑制状态引起食欲降低，同时，高强度运动时血液重新分配，为了满足运动系统的血液供应，胃粘膜血液供应减少会影响食欲，因此，食物能量摄入减少也有助于减重。

高强度间歇训练的安排，例如：

① 进行约 5～10 min 的有氧准备运动，如压腿、活动肢体关节等。
② 以 85%～95% 最大心率高强度跑步运动 1 min。
③ 以 65%～75% 最大心率的强度慢跑或快走 2～3 min。
④ 重复 5 次，共约 15 min。

⑤ 肌肉拉伸及全身放松运动 5～10 min。

七、体力活动的注意事项

1. 对健康状况和运动能力进行评估

在参加体力活动尤其运动锻炼之前，需要对自身的健康状况和运动能力进行评估。通过病史调查、体格检查、实验室以及器械辅助检查可以了解健康或者患病的情况。通过运动负荷试验可以确定人体的运动能力，以便制定体力活动方案，使体力活动负荷在有效范围之内，既要有助于健身减重，也需要考虑机体的承受能力。

 链接：运动负荷试验

运动负荷试验是确定人体运动能力的试验，通过逐渐加大运动强度，机体需氧量逐渐增加，观察机体出现的各种反应（呼吸、心率、血压等）。运动负荷试验可作为制定体力活动计划的依据。运动负荷试验常用跑台、功率自行车等测试。

以跑台负荷试验为例，受试者佩戴心率表、呼吸面罩和气体分析仪，受试者在跑台跑步，逐次增加跑台坡度和速度，当受试者感觉呼吸困难，难以维持时结束试验，根据气体分析仪得到的数据，推算出受试者最大运动负荷强度等指标。

2. 掌握体力活动的禁忌症

体力活动的种类繁多，有些活动项目特别适合于某一类人群，而有些人群则不宜进行某一项体力活动。在进行体力活动时需要注意有关禁忌症。

一般而言，以下情况不宜或者暂时不宜进行健身运动：

① 危重病需要卧床休息者。危重病是指生命体征（体温、脉搏、呼吸、血压）不稳定，病情变化快，可能会威胁到生命的病症，例如，心脏骤停、严重心律失常、急性心肌梗死、急性心衰、高血压急症、休克、急性呼吸衰竭、弥散性血管内凝血、上消化道大出血、急性肾

衰竭、糖尿病昏迷、甲亢危象、急性脑血管疾病、癫痫持续状态等。

② 急性病及慢性病急性期。急性病不宜体力活动，慢性病可以进行运动锻炼，但慢性病在急性发作期病情未得到控制时不宜运动。例如，急性感染引起发热、急性关节炎、血栓性静脉炎、出血性疾病、急性心肌炎、慢性心衰未得到控制、不稳定型心绞痛、高血压未得到控制、糖尿病严重慢性并发症等。

3. 运动过程中出现异常情况时停止运动

在运动过程中出现下列情况之一时，应立即停止活动，必要时尽快就医：

① 心慌不适，心跳不正常，心跳（脉搏）比日常运动时明显加快或突然变慢，心跳不规则等，往往是心律失常的表现。

② 在运动中出现胸部、臂部、咽喉部疼痛或沉重感，尤其对于老年人或心脏病患者，可能是心肌供血不足甚至是心肌梗死的先兆。

③ 出现头晕、头痛，身体任何一部分突然疼痛或麻木，失明或失语，应警惕中风的发生。

④ 运动过程中出现饥饿感、心慌、头晕、出冷汗、面色苍白、四肢乏力、全身颤抖等，应警惕发生低血糖。

⑤ 运动中突然出现关节疼痛，常提示关节周围韧带、关节软骨等损伤，如跑跳运动可能引起足踝部韧带损伤，踢足球时膝关节受到扭转外力发生半月板损伤，而在羽毛球和网球运动时，上肢过度后伸会引起肩关节周围组织损伤。

4. 体力活动前后的准备和整理运动

体力活动前后的准备和整理运动 5～10 min，运动强度约为主要运动的一半。体力活动前做好充分的准备活动，如小步跑、活动关节等，以便提高内脏器官尤其心血管系统的机能水平，防止肌肉拉伤等。运动后整理活动，如深呼吸慢步，肌肉伸展运动等，可以保证运动肌肉的血液供应，有利于代谢产物及时排出，防止运动后肌肉酸痛，促进机体机能状态的恢复。

5. 体力活动时注意安全

尽可能在新鲜空气环境中运动锻炼。冬季注意保暖，防止受凉，夏季注意防暑。在周围环境如严寒和酷暑不利于锻炼时，可在室内活动。同时，注意检查运动场地和设施是否卫生和安全，检查运动器材是否牢固可靠。此外，运动时宜穿运动服和运动鞋，不要佩戴各种金属或玻璃装饰物，不要携带尖锐和锋利的物品，确保安全。

6. 体力活动时注意合理的呼吸方法

掌握合理的呼吸可以提高运动锻炼的效果。运动时常用口鼻同用的呼吸方法，用鼻吸气，用口呼气，当活动量较大时可同时用口鼻吸气，口鼻呼气，既可增加通气量，也可通过口腔增加散热。同时注意控制呼吸频率，呼吸频率不宜过快，而尽可能加大呼吸深度，以提高换气效率。有些特殊的运动形式还需要调整相应的呼吸方式。此外，在力量运动中常用到憋气，以提高肌肉张力，但老年人因血管弹性差、脆性大，容易导致血管破损，不宜憋气。

7. 体力活动与饮食

进食后不宜立即运动，而运动后也不宜立即进食，适合在运动前和运动后 1 h 进食。饭后不宜即刻参加运动锻炼，因为饭后胃里充满着食物，剧烈运动会使得胃肠道受到震动而引起腹痛不适，并且饭后运动导致胃肠道血液重新分配到运动系统而影响食物的消化吸收，一般而言，饭后 1 h 再运动是比较适合的。同时，如果运动后立即进食，则因大量血液还分布在运动系统，运动系统尚处于兴奋状态，胃肠道血液分布较少，胃肠道蠕动相对处于抑制状态，此时进食也会影响食物的消化吸收。此外，运动时会丢失大量水分和电解质，在运动前、运动过程中和运动后要注意补水或运动饮料，运动前 2 h 可补充约 500 mL 液体，以增加体内水储备，运动过程中可每 15～20 min 补充一次液体，每次约 250 mL，在运动后仍然要少量多次补充运动中丢失的液体。

链接：运动饮料

运动饮料是一种在运动前、中、后饮用的饮料，用以补充水分、电解质和能量，维持和促进体液平衡的功能性饮品。

运动饮料中含有一定量的糖类，包括蔗糖、果糖、葡萄糖等，用以补充运动时糖原的不足。

运动饮料中含有钠、钾、钙、镁、氯等电解质，以补充汗液中丢失的这些成分。

此外，运动饮料还可含适量的维生素如 B 族维生素，促进代谢等。

8. 选择自己合适的体力活动项目

根据年龄、健康状况、运动目的以及自己的运动喜好选择活动项目，一般可选择 2～3 个项目，如年轻人可以选择运动强度比较大的球类、游泳、跑步等运动方式，老年人应该选择比较温和的运动方式，如散步、太极拳等。

9. 体力活动应循序渐进、持之以恒

参加体力活动、进行运动锻炼的目的是为了健身和减脂减重，不是为了比赛，不要做具有危险性的锻炼动作。锻炼内容要由简单到复杂，由易到难，运动负荷由小到大，根据自己身体情况调整运动量，如运动心率既是判断运动有效性的标志，也是评估运动安全性的指标。此外，运动锻炼要持之以恒，这样才能达到健身减重的目的。

第九章　肥胖症的心理干预

超重和肥胖的发生与心理社会因素密切相关，而超重和肥胖形成后又会引起一些心理症状，尤其焦虑、抑郁等负性情绪反应。同时，防治超重和肥胖的基础措施是进行饮食和体力活动干预，无论是控制食物热量的摄入，还是参加体育锻炼，都需要付诸行动，需要持之以恒，而进行心理干预就可以强化减重行为，使人们矫正不合理的生活方式，塑造健康的生活方式，并且心理干预还有助于改善超重和肥胖引起的不良情绪，有助于促进超重和肥胖者的遵医行为，因此，心理干预和饮食、体力活动干预共同构成非药物干预防治超重和肥胖的三大基石。

心理干预方法很多，本指导主要介绍支持性心理疗法、行为疗法和认知疗法。

一、支持性心理疗法

支持性心理疗法（Supportive Psychotherapy）又称一般性心理治疗，是帮助求助者应对心理压力的一种心理治疗方法，医护人员通过解释、鼓励、指导等方法帮助求助者提高克服困难的能力，从而促进身心健康。支持性心理治疗是最广泛应用的治疗方法，也是最基本的心理治疗模式，是其他心理治疗方法的基础。

支持性心理疗法主要以应激理论为基础，应激是机体在面对各种刺激时在心理和生理方面作出的适应或不适应的反应状态。来自生活中的各种刺激事件如升学、换工作、失恋等都可能作为应激源给个体带来躯体和心理方面的应激反应，而在应激源和应激反应之间存在着一些中介影响因素，如个体对待挫折的看法、应对困难的潜在能力、社会支持资源的多少等，这些因素会影响应激反应的程度。支持性心理疗法正是从这些影响因素入手，帮助求助者改变对挫折的看法，建议适应的方法，以不同形式的支持使其顺利渡过心理危机，更好地适应各种生活事件。

支持性心理疗法操作简单，治疗所需时间短，治疗时不必去分析求助者潜意识的内容，而是针对求助者的心理问题主动干预，帮助求助者适应目前所面临的情况，维持其心理平衡。求助者容易接受这种心理治疗方式。支持性心理疗法适用于各类人群，尤其是危机状态、适应障碍以及一些慢性疾病的治疗等。

实施支持性心理治疗时，需要与求助者建立良好的关系作为治疗的基础，需要取得求助者的信任，求助者才能倾诉其心理问题，并接纳医护人员的建议。

支持性心理疗法以个别交谈为主，集体交谈为辅，主要应用语言作为治疗的手段。

1. 倾听

在建立起良好信任关系的基础上，认真倾听求助者的倾诉，要用心去听，对求助者所讲的内容予以无条件的尊重和接纳，不作价值和正确性评价，对求助者的倾诉作出语言和非语言的反应如眼睛的关注、点头等，使求助者感到医护人员在积极关注他们的痛苦，有利于疏泄情绪。

2. 解释

医护人员应用各种心理治疗理论和自己的实践经验，以通俗易懂的方式，针对性地对求助者的问题进行解释。

3. 指导

向求助者提供建议，启发求助者自己做出合理的决定，采取适当的方法解决问题。必要时指导求助者放松训练以缓解焦虑等情绪。

4. 保证

保证是医护人员对求助者的承诺，利用医护人员的社会角色取得求助者的信任，使其建立解决问题的信心。提出保证要有足够的依据，使求助者深信不疑，如为求助者保密，约定下次会谈的时间、地点等。保证应恰当、实际，以免破坏求助者的信心。

5. 鼓励

医护人员对求助者潜在的优势和长处进行积极的鼓励，以使其充分发挥主观能动性，激发潜在能力，使求助者通过努力达到解决问题的目标。

6. 改善环境

环境不仅指活动场所，更重要的是每个人面临的人际环境。环境因素是引起心理问题的重要原因。帮助求助者发现和利用多方面的资源，改善周围关系，接受来自家人、朋友、社会的支持和帮助。

二、行为疗法

行为是内在心理需要的外部表现，也是针对环境变化的适应性反应，如发出声音、做出动作等。

 链接：不同心理学理论对行为的定义和观点

精神分析理论认为行为是内在心理活动的外部表现，人类的行为受内在本能活动的驱使，行为问题是潜藏在内心深处无意识冲突的表现，揭示冲突即能解决问题。

人本主义理论认为行为是自身内在需要与周围环境相互作用的结果，强调行为受自身内在需要的驱动，具有自我实现的潜能，能通过自身调节与周围环境保持一致，行为问题是自我实现潜能受到压抑的结果，通过发挥主观能动性，恢复自我实现的能力，就可使心理需要与外部环境重新达到和谐统一，从而消除行为问题。

> 行为主义理论则强调行为主要受外部环境的影响，行为是环境中各种刺激引起的针对性反应，认为行为问题是不良环境影响下形成的适应不良性反应的结果，是学习获得的产物，也可以通过学习来消除。

行为可有多种分类，按行为的发生分为先天性定型行为、后天性习得行为，按行为的起源分为生物性行为、社会性行为，按行为与环境的协调性分为适应性行为和适应不良性行为。

行为是可以改变的，看看我们日常生活中左右手相握的习惯姿势，试着改变一下握手的姿势，刚改时不习惯，但重复多次以后就习惯了。

（一）行为疗法简介

行为疗法（Behavior Therapy）又称行为治疗，是利用心理学的理论和方法对个体反复训练，达到矫正适应不良性行为的一类心理治疗方法。行为疗法以行为主义心理学为理论基础，将焦点集中于人们行为的困扰上，并以可观察到的行为变化为目的。行为主义认为，人的行为是经过学习而获得的，也能通过学习而改变、增加或消退。例如，一个人的某些行为受到奖励，或者该行为得到意想不到的好评时，这种行为就很容易被学习而持续维持，相反，一个人的行为受到惩罚，或者该行为得不到所希望的结果时，这种行为就难以持续维持。

行为主义心理学经历了早期行为主义、新行为主义和新的新行为主义三个阶段的发展，其主要的理论包括：巴甫洛夫经典条件反射理论、斯金纳操作性条件反射理论、班杜拉社会学习理论。

1. 巴甫洛夫（Pavlov）经典条件反射理论

该理论指一个刺激和另一个带有奖赏或惩罚的无条件刺激多次联结，可使个体学会在单独呈现该刺激时，也能引发类似无条件反应的条件反应。最著名的例子是狗的唾液条件反射，把铃声与无条件刺激（食物）配对，经过一系列配对尝试后，单是发出铃声，不提供食物，也能引起狗产生唾液分泌，铃声就成了条件刺激，铃声引起的唾液分泌就是条件反射，由此可见，条件反射是由于条件刺激与无条件刺激配对呈现的结果。

经典条件反射理论的有关概念如下：

① 强化：使用某种事物或事件增强某种行为的过程，如用无条件刺激与条件刺激相结合以强化条件刺激，强化是形成条件反射的基本条件。

② 泛化：指某种特定刺激的条件反射形成后，另一些类似的刺激也会诱发出同样的条件反应，如"一朝被蛇咬，十年怕井绳"就是泛化的表现。

③ 分化：分化是与泛化相对的过程，在泛化发生后，只对特定条件刺激予以强化，对类似刺激不予强化，会导致个体只对特定条件刺激发生反应，分化意味着个体能够分辨刺激物之间的差异。

④ 消退：当非条件刺激不再伴有条件刺激出现，那么对于条件刺激引起的反应就会减弱，其作用在于降低某种反应的概率，达到消除某种行为的目的。

⑤ 对抗性条件作用（交互抑制）：指对一个引起不良情绪反应的刺激再形成一个相反的行为反应，就会对原来的不良行为反应进行抑制。例如让一个可引起焦虑的刺激，在求助者面前重复暴露，同时求助者以全身放松予以对抗，从而使这一刺激逐渐失去了引起焦虑的作用。

 链接：无条件反射和条件反射

无条件反射是一种与生俱来的反射，是低级的神经活动，由大脑皮层以下的脑干、脊髓参与即可完成，是不需要学习就能对某些刺激作出反应的能力，如膝跳反射、眨眼反射、排尿反射等，对于生存有重要的价值。

条件反射是出生以后在生活过程中逐渐形成的反射，是在无条件反射基础上由大脑皮层参与完成的，是一种高级的神经活动，可以提高对环境的适应能力。狗吃东西时分泌唾液是非条件反射，而听到铃声分泌唾液是条件反射。

2. 斯金纳（Skinner）操作性条件反射理论

经典条件反射是由条件刺激引起反应的过程，而操作性条件反射是首先做某种操作反应，然后得到强化（刺激）的过程。斯金纳认为人有两种习得性行为，经典条件反射习得的行为是适应性行为，通过操作性条件反射获得的行为是操作性行为（自发产生的行为）。在斯金纳实验箱中，当老鼠压杠杆时，就会有一团食物掉进箱子下方的盘中，老鼠就能吃到食物，当老鼠获得食物以后，按压杠杆的次数大大增加。

操作性条件反射理论的有关概念如下：

① 强化：在操作性条件反射中，强化指正确反应后所给予的奖励(正强化)或免除惩罚(负强化)。

② 惩罚：是与强化相反的概念，分为正惩罚和负惩罚，正惩罚是指当个体做出一个行为后出现惩罚，则会减少该行为的频率，负惩罚是指当个体做出行为后则取消其所希望的东西，也减少该行为出现的频率。

③ 消退：个体做出曾被强化过的反应，而没有得到强化，就会使这种行为反应出现的频率减少。

④ 强化程序：由于消退现象的存在，要使一个行为保持下去，就必须不断进行强化，包括固定时间强化（每隔一定时间强化一次，如按月发工资）、不固定时间强化（强化时间无规律，如不定期检查）、固定比率强化（每做出一定次数的行为反应后强化，如计件工资）、不固定比率强化（强化的次数随机安排，如赌博）。

3. 班杜拉（Bandura）社会学习理论

班杜拉认为人类大量行为的获得不是通过条件作用的途径而是通过示范、观察、模仿的途径进行的。行为的获得有两种不同的过程：一种是通过直接经验获得行为反应模式的过程，即直接经验学习，另一种是通过观察示范者的行为而习得行为的过程，即间接经验学习。按照社会学习理论观点，构成模仿对象的范围多样，不仅有别人的行为，还包括像书籍、电影、电视、图画等都可成为被观察、被模仿的来源。

社会学习理论强调的是观察学习或模仿学习，其过程包括：

① 注意过程：被模仿人（榜样）的特征引起观察者的注意。

② 保持过程：将榜样特征、行为内容保持在记忆中以便必要时再现。

③ 再现过程：将榜样的特征纳入自己的行为之中，即再现以前观察到的示范行为。

④ 动机过程：多数模仿行为需要动机力量（个体行为的内部动力）的支持，就是来自外部或内部的不断强化。

强化方式包括直接强化（对观察者作出的行为反应当场予以正或负的刺激）、替代强化（观察到他人的行为受到奖惩强化时，对自己的行为也有间接的强化作用）、自我强化（根据自己设立的内在行为标准，以自我奖惩的方式对自己的行为进行调节），这三种强化作用可看成是再现示范行为的动机力量。通过自我强化以调节自己行为的过程就是自我调节的过程，当人们达到了自己制定的标准时，可以用自己能够控制的奖赏来加强和维持自己的行为。而个体对自己是否有能力完成某个行为的预期称为自我效能，实际上，自我效能就是个体对自己能够取得成功的一种信念。

行为疗法认为除了一些天生的反射行为，我们大多数行为都是通过学习获得的，并由于强化而得以巩固，适应性行为是习得的，非适应性行为也是习得的，因此，人类可以通过学习来消除那些习得的不良行为或不适应行为，也可以通过学习获得缺少的适应性行为。

行为疗法的特点如下：

① 强调以行为为中心，行为疗法的目的在于矫正个体的非适应性行为，通常把要矫正的行为称为问题行为或靶行为。

② 强调环境因素等外在变量的作用，行为主义理论认为，人类的行为是由其所处环境中的各种事件所控制的，行为疗法就是要对与非适应性行为相关联的环境事件进行分析评估，对非适应性行为加以矫正。

③ 行为疗法不对行为的潜在动因进行假设，行为疗法只针对求助者当前的行为问题，而不对行为的历史根源、领悟等进行考虑。

④ 行为疗法的技术以学习理论和实验研究为依据,行为疗法强调对方法、治疗效果进行明确的、定量的描述。

（二）行为疗法的过程

1. 分析和确定问题行为

问题行为是指在行为疗法中需要矫正的行为，也称靶行为。

在分析和确定超重和肥胖者的问题行为时,需要了解以下几个方面：

（1）问题行为的具体表现

了解问题行为的表现，要求具体、可观察、可数量化。对于超重和肥胖者，需要了解其饮食、体力活动情况，包括食物种类、数量、饮食习惯，参加体力活动的频率、活动强度等。

（2）问题行为的前因后果

分析超重和肥胖者在饮食、体力活动方面的问题行为发生的原因，有些是身体因素引起的，有些是心理社会因素促进了饮食摄入过量和（或）体力活动不足。而饮食过量和体力活动不足导致的后果就是超重和肥胖，甚至导致了肥胖相关的并发症。

（3）问题行为的矫正目标

在明确超重和肥胖者的问题行为后，还需要制定通过行为矫正可以达到的目标，矫正目标也是具体和具有可操作性的，包括在控制食物热量的摄入、加强运动锻炼方面所能达到的目标。同时，通过饮食和运动干预逐步达到恢复健康体重的目标，如确定每个月需要减少的体重，然后推算出通过控制饮食减少的热量摄入和通过运动锻炼增加的热量消耗。

生活中常见用不停地进食来缓解不良情绪,文艺作品中也有表现。如电影《天下无贼》中当怀孕的王丽得知王薄死了后，不停地吃着烤鸭，警察来告知她丈夫的死讯，她一直吃着一刻也没停下来。或许有人还认为是吃的食物太美味了舍不得停下来，实际上是对她当时痛苦和焦虑情绪的一种应对行为。

再如，某高中女生小丽表现出的问题行为就是喜欢吃零食，从每隔几天到每天都会买零食吃，且所吃零食多为高热量食物如蛋糕、巧克力等。小丽爱吃零食的初始原因是在学习遇到困难时就会焦虑不安，而试图通过进食使得焦虑暂时缓解，以后每当她遇到不顺心的事情时就会吃零食。其后果是食物热量摄入过多而导致了肥胖，并且通过体格检查发现已出现了血脂异常和轻度脂肪肝等健康问题。

对于小丽的问题行为，需要制定具体的矫正目标，通过行为疗法，从减少吃零食的次数开始，逐步养成不吃零食的习惯。

2. 观察和记录问题行为

（1）观察和记录问题行为的初始水平（基线）及变化过程

在观察和记录时，需要注意问题行为发生的频率、持续时间及性质等。例如，小丽从最初几乎每天吃零食，并且是高热量食物，经过行为矫正，每周减少几天不吃零食，从高热量零食逐步变为低热量零食，直到养成不吃零食的习惯。

（2）评价问题行为的矫正过程，并根据反馈结果，逐渐调整矫正目标

可以将饮食习惯和体力活动情况设定为行为项目表格（见表 9-1），在各项行为项目中选择 3～5 个通过努力基本能实现的项目进行标记，所谓"做得到"的项目是指通过努力，可能达到 70%～80% 的项目，确认选择的行为项目。可在一定时间内（如 1 周）检测"做得到"的项目是否"已做到"。

3. 选择和实施行为疗法技术

（1）以适当的行为疗法技术对问题行为进行矫正

行为疗法技术手段很多，归纳起来包括以下几个方面：

① 应答性行为疗法：应用经典条件反射理论，如系统脱敏法、暴露疗法、厌恶疗法等。

② 操作性行为疗法：应用操作条件反射理论，如奖励法、惩罚法等。

表 9-1　饮食和体力活动相关的行为项目

行为项目	已做到	做得到	做不到
吃八分饱			
每餐吃米饭一小碗，面包一片			
油炸食品一周最多吃三次			
喝低脂牛奶或酸奶			
不食用色拉酱			
喝酒后不再食用拉面、汤饭等			
在外面用餐时选择健康饮食			
吃份饭时将米饭剩下			
限制饮用甜味饮料			
限制吃间食和点心			
每天限制饮酒量为一杯			
下酒菜选用低热量食品			
每周至少设立 2 天以上为休肝日			
就寝前 2 小时内不再进食			
晚餐后不再进食			
每天吃蔬菜 2 次以上			
每周吃鱼 4 次以上			
上班、上学、购物每天步行 40 分钟以上			
每天快步走 40 分钟以上			
每天步行一万步以上			
每天跑步 15 分钟以上			
每天慢跑 20 分钟以上			
打扫卫生、洗衣服、做家务活动 30 分钟以上			
每天做哑铃操 15 分钟以上			
每天做腹肌运动 30 分钟以上			
每天利用运动器械锻炼 40 分钟以上			
每周游泳健身 3 次以上			
不乘坐滚梯或电梯			
每周收拾庭院、擦车或做家务 3 次以上			

③ 替代学习疗法：应用社会学习理论，如示范法等。

④ 自我调节（控制）技术：应用自我调节理论，自我调节实际上指自我强化,通过自我调节可以控制自身的心理和行为,如放松疗法、注意转移、释放法、生物反馈等。

（2）帮助建立新的行为方式

超重和肥胖者通过行为疗法矫正了既往在饮食和体力活动方面的问题行为，还要帮助其逐渐自觉地养成良好的饮食和运动习惯，保持健康体重。

例如，对于喜欢吃零食的高中女生小丽，每当遇到学习困难而产生焦虑情绪时，可应用放松训练，以缓解不良情绪，同时采用厌恶疗法告知该女生，吃零食不仅无助于解决学习困难，而且经常吃零食导致发胖，还容易生病，这样反复多次，每当女生想吃零食的时候就会马上想象自己又长胖了,从而建立起一种见到零食就厌恶的条件反射。

喜欢吃零食的女生小丽，通过放松训练缓解了因学习困难等因素引起的焦虑情绪，通过厌恶疗法，明显减少了零食。与此同时，她看到有些女生不仅学习好，还爱运动，而且身材也好，所以，当她以后遇到心理压力时就选择了跑步运动，不仅得到了积极性休息，有助于大脑疲劳的恢复，也通过运动锻炼预防和控制了超重和肥胖，小丽爱吃零食的行为得到了改变,并且参加跑步运动的行为得到了替代强化。

（三）常用行为疗法

1. 放松疗法

放松疗法又称松弛疗法，是通过一定的程序训练，让求助者学会在心理及躯体方面放松的一种行为治疗方法。根据自我调节理论，人类可以有意识地控制身心活动，在躯体活动方面，骨骼肌是可以随意识而控制的，假如能改变躯体反应，情绪也会随着改变。放松疗法就是通过意识控制使肌肉放松，同时间接地松弛紧张情绪，从而达到心理轻松的状态。放松疗法尤其适用于焦虑症、恐惧症、强迫症等。

放松疗法可采用呼吸放松法、渐进式肌肉放松训练等。呼吸放松法可采用深呼吸腹式呼吸，深深地吸气，然后缓慢地呼气。渐进式放松训练强调肌肉放松要循序渐进地进行，在放松之前先使肌肉收缩，继而进行放松，细心体验产生的放松感，同时放松训练应自上而下有顺序地进行，放松一部分肌肉之后再放松另外一部分。

 链接：渐进式肌肉放松训练

闭上眼睛，集中精力感受紧张和放松的差异，紧张持续约 5 秒，放松持续约 10 秒，每个部位做 2 次。如：

紧握双手，握紧，再握紧，迅速放松；

弯曲双臂使双臂肌肉紧张，再紧张，迅速放松；

睁眼扬眉使额头肌肉紧张，再紧张，迅速放松；

用力闭眼使眼皮紧张，再紧张，迅速放松；

尽量张开嘴巴使下颌及面部肌肉紧张，再紧张，迅速放松；

用力咬紧牙齿，再咬紧，迅速放松；

向前低头，用力使下巴靠近胸部，再用力，迅速放松；

将头部尽量向后仰，再向后仰，迅速放松；

两肩用力向后张开使肩膀和胸部紧张，再向后，迅速放松；

两肩用力向内收缩，再收缩，迅速放松；

用力向上耸起双肩使双肩接近耳垂，再用力，迅速放松；

用力收缩腹肌，再用力，迅速放松；

绷紧臀部肌肉，再绷紧，迅速放松；

用力绷紧大小腿部肌肉，再用力，迅速放松；

将双脚趾尖向下压使脚背肌肉紧张，再向下压，迅速放松；

将双脚趾尖用力向上抬，再向上抬，迅速放松；

……

2. 系统脱敏疗法

系统脱敏疗法也称交互抑制法或缓慢暴露法，系统脱敏疗法主要运用交互抑制的原理。交互抑制原理认为，个体不可能同时出现相对不同的情绪，如有相反性质的情绪反应，这两种情绪就会交互作用而产生抵消。例如，在引发焦虑的刺激物出现的同时，让求助者做出抑制焦虑的反应，就会削弱刺激物与焦虑之间的条件联系，从而缓解焦虑。系统脱敏疗法主要适用于焦虑症、恐惧症、强迫症等。

系统脱敏时，首先进行放松训练，然后将引起焦虑或恐惧的刺激物进行分级，例如，对于恐惧异性社交者可将交往的异性对象按照引起求助者恐惧的程度分为自己的母亲、熟悉的异性邻居、熟悉的异性老师、熟悉的异性同学、不太熟悉的异性老师、不太熟悉的异性同学、陌生的异性等几个等级。进行脱敏时可想象脱敏或现实脱敏，从引起恐惧程度最轻的情景开始想象，当引起恐惧不安时开始放松训练，然后提高等级，依此类推，不断想象，不断放松，将恐惧反应与肌肉放松技术结合训练，直到不再感到恐惧为止。

3. 暴露疗法

暴露疗法又称满灌疗法、快速脱敏疗法和冲击疗法，与系统脱敏疗法相反，一开始就让求助者进入最使其恐惧的情境中，一般采用想象的方式，鼓励求助者想象最使他恐惧的场面，或者直接把求助者带入他最害怕的情境，同时不允许采取堵耳朵、闭眼睛、哭喊等逃避措施，在反复的恐惧刺激下，求助者最担心的可怕灾难并没有发生，恐惧反应也就相应地消退了。因为恐惧行为是一种条件反应，恐惧体验会激发产生逃避行为，这种逃避行为会导致恐惧体验增强，起着负性强化作用，与其逃避，不如面对恐惧的刺激，这就是暴露疗法，适应于恐惧症、焦虑症等。

4. 厌恶疗法

厌恶疗法是一种应用具有惩罚性的厌恶刺激来矫正和消除某些适应不良行为的方法。厌恶疗法是采用条件反射的方法，将要戒除的行为与某种不愉快的惩罚性刺激结合出现，以对抗原已形成的条件反应，用新的行为习惯取代原有的不良行为习惯。厌恶疗法适应于酒瘾、贪食及强迫症等。

厌恶疗法中比较常用的方法如橡皮圈疗法，在腕部带上橡皮圈，当出现不良行为时立即用橡皮圈弹击皮肤。

超重和肥胖者可以在冰箱旁或餐桌上贴上自己大腹便便、体态臃肿的照片，一边看照片，一边吃饭，让自己在面对美味佳肴时，立即受到厌恶的刺激，以抑制食欲。也可采用想象厌恶疗法，例如吃零食时，马上想象经常吃零食容易长胖，身材就不苗条了，于是产生厌恶感，有助于矫正贪吃零食的行为习惯。

5. 强化疗法

强化疗法又称操作条件疗法，以操作条件作用原理为依据，一个行为发生后，由紧随其出现的结果来决定加强或减弱该行为再发生的可能性。如果结果得到的是奖励等正性强化，该行为就可能在将来再次出现，若结果得到的是惩罚等负性强化，则会减弱该行为再次出现的可能。操作条件疗法对于建立适应性行为或消除不适应行为有着很好的效果。

例如，肥胖的张太太坚持每天运动锻炼 30 分钟以上，达到一个月时，张先生就会为其买一套漂亮的衣服作为礼物，或者带其旅游作为奖励，这就是一种正性强化的作用，会促进张太太继续运动锻炼的行为。

也可进行自我奖励，超重和肥胖者每当减少 1 kg 体重，就往一个空袋子里装 1 kg 沙或者其他东西，时常提提这袋子有多重，袋子的重量就是减少的身体内多余脂肪的重量，从而激发自己继续减重的动力。

6. 示范疗法

示范疗法又称模仿疗法，其原理主要来自社会学习理论，个体通过观察榜样及其所示范的行为，进而导致个体增加适应性行为而减少不适应性行为的一种行为矫正方法。通过模仿学习，向具有不良行为的人呈现某种行为榜样，使其从事与榜样相符的行为，从而消除不良行为。示范疗法常应用于儿童行为的训练，也用于矫正成人的一些不适应性行为。

示范可以是真实具体的，也可以是符号象征性的，因此，除了真实的示范模仿行为以外，通过阅读书籍、观看影像资料甚至想象都可成为模仿学习的来源。模仿学习时，模仿者不仅观察示范者的行为，还观察示范者的行为后果是受到奖励还是惩罚，从而对模仿者的行为起到强化的作用。当然，模仿者和示范者各自的属性特征也会影响到示范疗法的效果，如示范者与模仿者具有相似性、示范者的能力水平比模仿者稍高（也不能过高或过低）、模仿者良好的动机和模仿兴趣等都会增强示范疗法的效果。

超重和肥胖者可以阅读有关防治肥胖的书籍，也可以观察身边的肥胖人群成功减肥的经验，观察到肥胖人群减肥后不仅身材更好，也获得更多的健康益处，从而为自己的减重行为提供示范来源，进一步促进减重行为的动机力量。

三、认知疗法

（一）认知疗法简介

认知疗法是根据人的认知过程影响其情绪和行为的理论假设，通过改变人的不良认知，使其情绪和行为也随之改变，从而矫正适应不良行为的心理治疗方法。

认知疗法的主要理论包括以下 3 种：

1. 艾利斯（Ellis）的理性情绪疗法

理性情绪疗法的基本理论为 ABC 理论，在这个理论中，艾利斯阐述了认知与情绪及行为反应之间的相互关系。通常人们会认为诱发事件（A）直接引起情绪和行为反应（C）。而 ABC 理论则认为，诱发事件 A 只是引起情绪及行为反应的间接原因，人们对诱发事件的看法、信念（B）才是引起人的情绪及行为反应的更直接原因。人们不是被事情困扰，而是被他们对事情的看法所困扰。

人们在情绪和行为方面的困扰主要是由其不合理信念引起的，这种不合理信念是指在对客观事物歪曲理解的基础上凭空想象，或在不合逻辑的推理基础上固执地认为，事情应当或必须这样或那样。因此，理性情绪疗法把改变不合理的信念、矫正认知作为治疗的优先考虑。

2. 贝克（Beck）的认知疗法

贝克认为，认知产生了情绪及行为，异常的认知产生了异常的情绪及行为。情绪问题和行为问题与歪曲的认知有关。同时，贝克还认为，个体对事件的认知是多层次的，存在认知结构，从表面到核心依次为自动思维、中间信念和核心信念。个体会对某种情景自动而快速地产生一些简单的评价思维，这些思维不是深思熟虑的结果，这就是自动思维。识别自动思维的基本问题是：当我情绪变化时（如生气），我的大脑正在想什么？通常自动思维是消极的，但个体可能不加批判地接受了它，因此产生了异常的情绪和行为。自动思维是最表浅的认知，它的内容由中间信念和核心信念决定。核心信念是最根深蒂固被接受的信念，可能受儿童早期经验的影响。而中间信念包括一些态度、规则和假设，如果使用一些不现实的规则来解释和评价时就会造成心理障碍。如一个人在朋友的聚会上受到冷落而痛苦，马上会产生自动思维"我不如其他朋友有权势"，他的中间信念说明了他的生活态度"人是有高低之分的，如果别人对我冷淡说明我无能"，其核心信念则是"我无能"，而实际上他的朋友根本没有这样的想法。因此，贝克认为，"心理问题源于错误的思维"。认知疗法最直接的方式就是修改不正确的思维。

3. 梅钦鲍姆（Meychenbaum）的自我指导训练

梅钦鲍姆也认为痛苦的情绪常来源于适应不良的想法，同时，他认为一个人的自我陈述在很大程度上能够影响个体的行为。梅钦鲍姆发展了自我指导训练，在治疗中鼓励求助者将他们的内部对话外化，然后改变这些内部对话，新的内部对话会成为新的行为向导，用积极的解决问题的自我对话替代先前与异常行为有关的自我对话。

总之，认知疗法强调对不合理认知的改变，即认知重组。认知活动可以控制和调整，通过改变不合理的认知可以改变个体的不良情绪和不适应性行为。

认知疗法适用于多种神经症，主要用于治疗错误的认知所导致的异常情绪反应（如抑郁、焦虑等）。

（二）理性情绪疗法的过程

很多国内外研究发现，超重和肥胖者易患抑郁症，尤其是肥胖女性患抑郁症的比例更高。由于女性对自己的身材和外貌比男性更为关注，肥胖女性普遍表现为不自信，并且有社交障碍，肥胖女性承受更多的心理压力。由于情绪的影响使有些肥胖女性以不节制的进食来缓解心理压力，从而导致更加肥胖，更容易导致抑郁情绪。

因此，对于伴有抑郁等情绪的超重和肥胖者，除了进行饮食和体力活动干预外，还要加强心理干预，针对抑郁情绪可采用理性情绪疗法。

艾利斯的理性情绪疗法认为，人的负性情绪和行为是由错误的认知引起的，这种错误的认知实际上就是不合理的信念。

 链接：艾利斯总结的 11 条不合理信念

① 绝对要获得周围的人尤其是重要人物的喜爱和赞许。

② 要求自己全能，只有在人生道路的每一个环节都有成就才能体现人生价值。

③ 世界上有许多无用的、邪恶的坏人，应该受到歧视和排斥。

④ 生活中有不如意的事情时，就有大难临头的感觉。

⑤ 人生道路充满艰难困苦，人的责任和压力太重，要设法逃避现实。

⑥ 人的不愉快均由环境因素造成，因此，人是无法克服痛苦和困扰的。

⑦ 对危险和可怕的事情应高度警惕，时刻关注，随时准备它们的发生。

⑧ 一个人以往的经历决定了现在的行为，是永远无法改变的。

⑨ 人是需要依赖他人而生活的，总希望有一个强有力的人让自己依附。

⑩ 人应十分投入地关心他人，为他人的问题而难过，才能使自己的情感有所寄托。

⑪ 人生的每一个问题都要有一个完美的解决办法，否则就十分痛苦。

181

针对不合理的信念，可发现 3 个重要的特征：

① 绝对化要求，是最常见的不合理信念，这种信念通常是和"必须"、"应该"等字眼联系的，要求在任何事情上都做到完美。

② 过分概括化，是一种以偏概全、以一概十的不合理信念，持有这种信念的人当自己某一件事情未成功，就认为自己一无是处而产生自卑感。

③ 糟糕至极，持有这种信念的人将问题和困难过度夸大，对于生活中偶尔发生的一件不尽如人意的事情，就觉得特别绝望、是一种灾难的想法。

理性情绪疗法直接针对求助者的不合理信念，采用质疑等方法改变不合理的信念，从而矫正求助者的负性情绪及不适应行为。

理性情绪疗法的过程可概括为 ABCDE，其中与不合理信念进行的辩论（D）是主要的治疗方法，而由治疗产生的新的情绪和行为效果（E）则是治疗的主要目标。

1. 了解问题

建立与求助者积极的相互关系，可利用支持性心理疗法，使求助者意识到改变现状是可能的。例如，了解到求助者的问题是：王女士因为肥胖，不仅情绪低落而且严重影响了工作和生活，甚至认为没有什么活下去的意义了。

2. 评估问题

了解求助者对于自己的问题的看法，按照理性情绪疗法理论，评估其中的 ABC 的关系。例如，导致王女士心理问题的激发事件（A）是肥胖，引起的情绪和行为后果（C）是情绪抑郁和工作生活受到影响。通过评估了解到王女士对待肥胖的看法（B），王女士认为，就是因为肥胖，身材变丑了，自己就不愿意参加社交活动了，在上班时尽管自己工作很努力，但因为觉得自己肥胖就不愿意和其他同事合作，所以，王女士感到自己一无是处，面对肥胖无能为力，甚至失去了生活的希望。

3. 解决问题

帮助求助者找出不合理的信念（B），并改变不合理的信念。例如，王女士存在的不合理信念包括：只是因为肥胖就认为自己一无是处是过分概括化的不合理信念，只是因为肥胖就认为活着没希望了是一种糟糕至极的不合理信念。

与不合理的信念进行辩论（D）的方法很多，如质疑、夸张、去灾难化等。

例如，王女士就是因为肥胖就认为自己一无是处，但经过进一步询问，王女士在工作方面是很能干的，在家里也把家务料理得很好，因此，可以质疑王女士认为自己一无是处是一种不合逻辑的非理性信念。此外，还可针对王女士的糟糕至极的不合理信念进行辩论，如肥胖究竟糟糕到何种程度？难道没有办法改变了吗？

4. 效果评估

在帮助求助者与不合理的信念辩论后，评估求助者在情绪和行为方面是否发生了积极改变的效果（E），是否实现了治疗目标。检查求助者的改变是否因为思维和信念改变的结果。例如，王女士通过理性情绪疗法后不仅缓解了抑郁情绪，还配合行为疗法，进行了主动的饮食和体力活动干预，使体重恢复到正常水平。

第十章　肥胖症的医药治疗

超重和肥胖的基础性治疗措施是饮食干预、体力活动干预以及行为疗法。只有当行为干预、饮食控制、体力活动疗效欠佳或增加体力活动可能会加重原患疾病时，才考虑药物辅助减重，必要时给予手术治疗减重。并且减重药物治疗和手术治疗通常是由专科医生施行的治疗。

一、肥胖症的药物治疗

现有的证据表明减重药物治疗有助于增加肥胖者对行为疗法的顺应性，改善和预防肥胖导致的相关并发症，并可提高生活质量。

（一）药物治疗的适应证

减重药物治疗具有很强的专业性，必须有专科医生的指导才能应用，并且要严格掌握适应证。

根据 2003 年《中国成人超重和肥胖症预防控制指南》的建议，有以下情况可以采取减重药物治疗：

① 食欲旺盛，餐前饥饿难忍，每餐进食较多；

② 合并高血糖、高血压、血脂异常和脂肪肝；

③ 合并负重关节疼痛；

④ 肥胖引起呼吸困难或有阻塞性睡眠呼吸暂停综合征；

⑤ 体重指数 $\geqslant 24\,kg/m^2$，有上述并发症情况，或体重指数 $\geqslant 28\,kg/m^2$，无论是否有并发症，经过 3～6 个月单纯控制饮食和增加活

动量处理仍不能减重 5%，甚至体重仍有上升趋势者，才考虑药物辅助治疗。

而另一些情况则不适宜应用减重药物，包括：① 儿童；② 孕妇和哺乳妇女；③ 对减重药物有不良反应者；④ 正在服用其他选择性5-羟色胺再摄取抑制剂者；⑤ 用于美容的目的等。

（二）药物治疗的目标及效果评价

通过药物减重治疗，应达到以下目标：

① 比原体重减轻 5%～10%，最好能逐步接近理想体重。多数超重和肥胖者可以在 3～6 个月达到减重目标，此后可在必要时服药以保持疗效，例如未节制饮食或运动不规律时。

② 减重后维持体重不再反弹。减重是一个长期不懈的过程，在经过减重药物治疗使体重达到理想体重后，仍然要坚持饮食和运动干预，例如，在控制饮食的基础上加强运动锻炼，尤其是参加抗阻力训练可以锻炼肌肉，增加基础代谢，使体重不容易反弹，必要时再辅以药物治疗。

③ 使与肥胖相关的症状有所缓解，使降压药、降血糖药、调脂药物能够更好地发挥作用。例如，肥胖使机体对胰岛素的敏感性降低，产生胰岛素抵抗，应用降血糖药物的疗效欠佳，通过减重治疗起到增敏作用，有助于提高降血糖效果。

超重和肥胖者在采用减重药物治疗后需要进行有效性和安全性的评估，在应用减重药物头 3 个月至少每个月评估一次药物的有效性和安全性，随后至少每 3 个月评估一次。如果 3 个月内体重下降≥5%，建议继续服药。如果 3 个月内体重减轻＜5%，或者服药期间出现安全性和耐受性问题，则建议停药或换药。

（三）减重药物的选择

由于肥胖的快速流行和人们对减重治疗的重视，所以市场上出现了种类繁多的减重食品和保健品，给超重和肥胖者选择合适的减重药物带来了极大的困扰。有些保健品标明是纯中药或纯植物制品，但实际上含有国家明令禁止使用的药物，服用后带来安全隐患，还有些保健品实际上是泻药，服用后丢失的只是水分，并没有减脂肪的效果。

因此，减重药物治疗应该选择经过国家卫生部门批准的、医院相关专业医生认可的治疗药物。

 链接：理想的减重药物具备的条件

① 长期应用有效。
② 在减重过程中能保持肌肉不减少。
③ 对胃肠道的吸收功能无明显影响。
④ 长期安全性，无明显副作用。

然而，现在仍然缺乏能够满足各项理想标准的减重药物，可以在评估药物的益处与风险基础上，选择一些具有确实疗效和不良反应相对较少的药物用以减重治疗。截至目前，美国 FDA 共批准了 6 种减重药物，包括氯卡色林（lorcaserin）、芬特明/托吡酯（phentermine/topiramate）、纳曲酮/安非他酮（naltrexone/bupropion）、利拉鲁肽（liraglutide）、芬特明（phentermine）和奥利司他（orlistat）等。

1. 非中枢性减重药

肠道脂肪酶抑制剂：奥利司他（商品名赛尼可）。奥利司他是首个美国 FDA 批准的非处方减重药，可以用于肥胖的长期治疗（>6 个月），也是欧盟唯一可以用于减重的药物。

（1）作用和应用

奥利司他对胃肠道的脂肪酶如胃脂肪酶、胰脂肪酶等活性产生可逆性抑制，但对胃肠道其他酶如淀粉酶、蛋白酶、磷脂酶等无影响。奥利司他通过抑制胃、胰脂肪酶，使其不能将脂肪分解为可吸收的游离脂肪酸，未吸收的甘油三酯和胆固醇随大便排出，从而达到减重的目的。奥利司他减少小肠吸收脂肪约 30%，一般服用 3～6 个月可减重 7～10 kg。推荐用法：餐前 120 mg 口服，每日 3 次。不进餐或进餐比较清淡时可以不服用。

（2）不良反应和注意事项

奥利司他口服吸收极少，小于 3%，几乎不吸收入血液，因此，全身性不良反应少见。最常见的不良反应为胃肠道症状，如油性大便、排便次数增多、腹胀、排气增多等，随用药时间的延长，这些症状会逐渐减轻，如果在治疗过程中注意减少脂肪摄入，症状也会缓解。老年便秘患者用药后还可缓解便秘。当然，有胃肠疾患、消化性溃疡、溃疡性结肠炎的患者禁用奥利司他。

应用奥利司他后，由于脂肪吸收减少，奥利司他可以影响脂溶性维生素 A、D、E、K 的吸收，但有报道，应用奥利司他 4 年的临床观察数据显示，血液中脂溶性维生素水平仅有轻微改变，可维持在正常范围内，如能在服用奥利司他前或后 2 小时服用相关的维生素会更好。

2. 中枢性减重药

中枢性减重药是一类主要通过下丘脑调节摄食的神经递质而发挥作用的减重药物。

饥饿和饱的调节主要在脑内的下丘脑，下丘脑腹内侧区（VMH）有饱中枢，与饱感有关，刺激饱中枢，产生饱感，停止进食。下丘脑外侧区（LHA）有饥饿中枢，与饥饿有关，刺激饥饿中枢可引起进食。饥饿中枢与饱中枢具有相互制约的关系，例如，血糖升高时刺激饱中枢产生饱感，而相对抑制饥饿中枢使进食减少。

与摄食有关的神经递质主要为单胺类递质，包括去甲肾上腺素（NA）、多巴胺（DA）、5-羟色胺（5-HT）等。例如，5-HT 刺激下丘脑腹内侧区的饱中枢，使进食减少。

中枢性减重药通过刺激去甲肾上腺素、多巴胺或 5-羟色胺等递质的释放，或抑制其再摄取，降低食欲，增加饱胀感而减少食物的摄取，达到减重的目的。

芬氟拉明既能刺激 5-HT 释放又能抑制其再摄取，曾作为减重药物，但因为其引起心脏瓣膜疾病，而于 1977 年从美国市场撤出。我国卫生部门规定在保健食品中严禁添加芬氟拉明。

西布曲明是一种能同时抑制去甲肾上腺素和 5-羟色胺再摄取又

能微弱抑制多巴胺再摄取的药物，曾在我国使用较多，但因其导致心脑血管疾病的发生率较高已于 2010 年在美国撤市，同年也被停止在我国生产销售。

（1）芬特明

芬特明（苯丁胺）是去甲肾上腺素再摄取抑制剂，也能刺激交感神经释放去甲肾上腺素，由此产生抑制食欲和诱导饱胀感的效应。芬特明在美国被批准用于短期（3 个月以内）减重。该药作用可持续 12 小时，可每日早上一次服用。

芬特明不良反应较多，包括心血管系统症状如血压升高、心动过速、心肌缺血等；中枢神经系统症状如头痛、失眠、眩晕、精神异常等；消化系统症状如口干、味觉异常、腹泻、便秘等。因此，对于心脏病、未控制的高血压、甲亢、焦虑症、青光眼以及妊娠和哺乳妇女禁用芬特明。应用时需注意监测血压。

安非拉酮的减重机制与芬特明相似，促进去甲肾上腺素和多巴胺释放并抑制这两种递质的再摄取而产生抑制食欲和诱导饱腹感效应。

安非拉酮也仅用于肥胖症的短期治疗。其不良反应和禁忌症与芬特明相似，存在心血管事件风险。

（2）芬特明托吡酯复合制剂

2012 年在美国批准上市芬特明托吡酯复合制剂。芬特明作用如前述，托吡酯具有 γ-氨基丁酸受体的激动活性，为抗癫痫药。托吡酯还具有一定的减体重作用，可能是通过减弱胃肠运动而增加饱感，提高对味觉的厌倦程度等发挥作用的。芬特明和托吡酯两药合用在诱导饱腹感方面具有不同而互补的作用机制，在发挥其减重作用的同时可降低其用药剂量，提高安全性和耐受性。可长期应用。其主要不良反应为味觉改变、口干、便秘，失眠、眩晕等。甲亢、青光眼以及妊娠和哺乳妇女禁用。不与单胺氧化酶抑制剂和拟交感神经药物合用。

2013 年加拿大 VIVUS 公司生产的 QSYMIA 新药，由芬特明速释微丸和托吡酯缓释微丸混合于同一胶囊而成。

（3）纳曲酮安非他酮复合制剂

纳曲酮安非他酮复合制剂于 2014 年被美国 FDA 批准上市。纳曲酮是一种阿片受体拮抗药，主要用于戒断酒精和其他成瘾性疾病。安非他酮是一种去甲肾上腺素和多巴胺再摄取抑制剂，广泛用于治疗抑郁症，也可作为戒烟治疗的辅助药物。纳曲酮和安非他酮可协同控制食欲，减少过度进食行为，从而达到减重的效果。可长期应用。纳曲酮安非他酮复合制剂较常见的不良反应为恶心、便秘、头痛、头晕等。未控制的高血压、厌食症、药物或酒精戒断治疗中以及使用单胺氧化酶抑制剂者禁用。

2014 年 FDA 批准 Orexigen 公司生产了减重新药 Contrave（环丙甲羟二羟吗啡酮和盐酸安非他酮缓释片）。

 链接：过度进食行为与大脑奖赏系统

大脑奖赏系统就是在大脑中产生快感的系统，奖赏系统的解剖基础主要在于中脑边缘系统，中脑腹侧被盖区及伏隔核是中脑边缘系统的核心脑区，阿片肽及多巴胺是大脑奖赏系统重要的神经递质。

大脑奖赏分为天然奖赏（食物、性）和药物奖赏（长期服用某种药物后形成精神和身体依赖）。

研究发现，过度进食行为与药物依赖或成瘾极为相似，可能都是由于大脑奖赏系统调节障碍所致。有证据表明，肥胖和成瘾者在中脑边缘多巴胺系统都有改变。

进食行为来源于食欲，食欲包括为维持机体平衡而产生的食欲和为获得快感而产生的食欲，对食欲的调节，除了自体调节系统（饥饿感、饱感）外，大脑奖赏系统也起着重要的作用。对于适口性食物（好吃的食物）在已满足能量需求时仍然会继续进食，主要是为了获得适口性食物带来的欣快感，称为快感性摄食行为。

（4）氯卡色林

氯卡色林是 5-羟色胺 2C（5-HT$_{2C}$）受体激动剂。5-HT$_{2C}$ 受体仅在中枢神经被发现，氯卡色林对于调控热量摄取的 5-羟色胺 2C 受体的作用具有高度选择性，而对存在于心脏瓣膜中的 5-羟色胺 2B 受体作用甚微，大大减少了心脏瓣膜病的发生率，于 2012 年批准在美国上市。氯卡色林通过抑制食欲、增加饱腹感发挥减重作用，可有效降低超重和肥胖者的体重，改善肥胖相关的代谢指标，且耐受性良好，可长期应用。氯卡色林不良反应较少，主要不良反应为头痛、眩晕、恶心、口干、便秘等。妊娠和哺乳妇女禁用。

2012 年 FDA 批准 Arena 公司生产了 Lorcaserin（以 Belviq 为商品名）。

3. 兼具降糖作用的减重药物

胰高糖素样肽 1（GLP-1）受体激动剂：利拉鲁肽。利拉鲁肽是 GLP-1 类似物，GLP-1 是一种内源性肠促胰岛素激素，可以刺激胰岛素分泌和抑制胰高血糖素分泌，利拉鲁肽可以激动 GLP-1 受体而发挥降低血糖的作用，利拉鲁肽可以单独使用或与其他口服降血糖药联合使用治疗糖尿病，单独使用利拉鲁肽不增加低血糖发生的风险。2014 年 FDA 批准利拉鲁肽治疗超重和肥胖，利拉鲁肽通过作用于中枢和外周的 GLP-1 受体，可延长胃排空时间，减少进食量，还可作用于下丘脑，增加下丘脑的饱食信号，减少食欲而减轻体重。利拉鲁肽可长期应用，但需要皮下注射。利拉鲁肽不良反应较少，主要为胃肠道症状如恶心、呕吐等，还可能引起胰腺炎，对于甲状腺髓样癌病史、2 型多发性内分泌腺瘤病者禁用利拉鲁肽。

2011 年，利拉鲁肽在中国上市，由 Novo Nordisk 公司生产（商品名诺和力 Victoza）。

此外，在口服降糖药物中，二甲双胍通过减少肝脏中葡萄糖的输出和改善外周组织对胰岛素的敏感性而降低血糖，在许多糖尿病指南中推荐二甲双胍作为 2 型糖尿病患者控制高血糖的一线用药和联合用药的基础用药。同时，二甲双胍还具有良好的降体重作用，二甲双胍能使肥胖的 2 型糖尿病患者的体重不同程度地减轻，且在使用其他降糖药的基础上加用二甲双胍，也可减轻这些降糖药增加体重的不良反应。因此，对于肥胖的 2 型糖尿病患者，二甲双胍可作为首选药物。

二甲双胍的主要不良反应为胃肠道症状，罕见的严重不良反应是诱发乳酸性酸中毒，因此，对于肾功能不全、肝功能不全、严重感染、缺氧患者禁用二甲双胍。阿卡波糖作为 α 糖苷酶抑制剂，主要降低糖尿病患者的餐后血糖，同时也具有减轻体重的作用。但二甲双胍和阿卡波糖目前只在肥胖伴 2 型糖尿病患者中推荐，并没有作为治疗单纯性肥胖的推荐药物。

 链接：已撤市的减重药物

二硝基酚：炸药原料，作用于代谢过程，使代谢增加，神经系统等副作用大。

利莫那班：为大麻素受体阻断剂，抑制食欲，神经系统副作用明显。

甲状腺激素：提高机体代谢，但减掉的只有少数是脂肪，其余则是肌肉，心脏不良反应明显。

麻黄碱及去甲麻黄碱（苯丙醇胺）：增加产热，减少食欲，不良反应如心脑血管意外等。

安非他命：促进去甲肾上腺素和多巴胺释放而抑制食欲，成瘾性大。

芬氟拉明及右芬氟拉明：促进 5-HT 释放及抑制其再摄取，具心脏毒性。

西布曲明：抑制去甲肾上腺素、5-HT 再摄取，增加饱感，抑制食欲，心血管终点事件的发生风险增加。

二、肥胖症的手术治疗

手术治疗仅适合于那些极度肥胖或肥胖伴有严重并发症的病人，在控制饮食、加强运动和服用减重药物效果不佳的情况下，经过慎重选择的病例才考虑以外科手术作为辅助治疗的方法。

（一）减重手术的适应证

中国肥胖病外科治疗指南（2007）建议的手术适应证，有以下①～

③之一者，同时具备④～⑦情况的，才考虑行外科手术治疗：

① 确认出现与单纯脂肪过剩相关的代谢紊乱综合征如 2 型糖尿病、心血管疾病、脂肪肝、脂代谢紊乱、睡眠呼吸暂停综合征等，且预测减重可以有效治疗。

② 腰围：男性≥90 cm，女性≥80 cm；血脂紊乱，TG≥1.7 mmol/L 和（或）HDL-C 男性＜0.9 mmol/L，女性＜1.0 mmol/L。

③ 连续 5 年以上稳定或稳定增加的体重，BMI≥32 kg/m^2。（国际上推荐 BMI≥40 kg/m^2 为减重手术的绝对适应证，BMI≥35 kg/m^2 合并肥胖相关疾病者也推荐手术治疗，但该 BMI 切点不符合中国人，因此，推荐亚洲人减重手术指征为上述 BMI 切点分别降低 2.5 kg/m^2。）

④ 年龄 16～65 岁。

⑤ 经非手术治疗疗效不佳或不能耐受者。

⑥ 无酒精或药物依赖性，无严重的精神障碍、智力障碍。

⑦ 患者了解减重手术方式，理解和接受手术潜在的并发症风险；理解术后生活方式、饮食习惯改变对术后恢复的重要性并有承受能力，能积极配合术后随访。

（二）减重手术方式

减重手术包括全身性外科手术和局部去脂术。

1. 全身性减重手术

减重手术按照手术原理可分为限制摄入型手术和减少吸收型手术。限制摄入型手术包括垂直绑带式胃减容术、袖状胃切除术、胃球囊术和可调节胃绑带术。减少吸收型手术包括胆胰旷置术、小肠绕道术、十二指肠转位术和回肠转位术等。还有兼具限制摄入和减少吸收的混合型手术如胃分流术和胃旁路术等。目前施行的减重手术大多采用腹腔镜手术。例如：

袖状胃切除术（LSG）：利用腹腔镜切除约 80% 的胃，留下袖管样的胃通道，限制食物摄取，但没有改变人体消化道结构，不产生营养物质缺乏，手术操作相对简单，术后并发症较少。

胃旁路术（RYGB）：胃旁路术旷置了远端胃大部、十二指肠和部分空肠,既限制胃容量又减少了营养物质的吸收。手术操作较为复杂，创伤大，并发症发生率高，手术后需要对营养物质进行监测与补充。

2. 局部去脂术

局部去脂术就是针对局部脂肪堆积进行的外科手术，包括皮下脂肪切除术和脂肪抽吸术。超声吸脂术是利用超声波作用于局部脂肪组织使脂肪乳化，再通过负压吸除乳化液。吸脂术主要选择局部脂肪堆积部位如腹部、腰背部、颈部、臀部等处。局部去脂术可以减少局部过多的脂肪，改善体形，手术比较安全，但吸脂后过一段时间局部脂肪还容易还原。

（三）手术并发症和注意事项

对于大多数肥胖者而言，应当反对他们去进行减重手术治疗，尤其反对没有适应证而盲目地选择手术治疗。并且不是任何医院和任何医生都能操作减重手术的。建议手术治疗应该在具备提供完备的肥胖及其并发症的诊断和治疗能力，并能为患者提供多学科团队进行手术后护理和随访的综合医疗机构进行。手术者应为具有高年资中级或以上职称的普外科医生，并经专项培训后方可施行此类手术。

减重手术后要注意防治手术并发症。全身性减重手术一般采用胃肠道手术，这些手术容易出现各种并发症，如进食后呕吐、手术后伤口感染、吻合口瘘、肠梗阻等，切除小肠必然导致营养物质吸收障碍，术后长期并发症包括消化不良、脂肪泻、水与电解质紊乱、维生素及微量元素缺乏、尿路结石等。局部去脂术操作不当也容易发生感染，还可能引起脂肪栓塞并发症的危险。

此外，减重手术后还需要终生随访。在手术后的第一年里至少需要进行3次以上的随访。随访的目的是了解患者体重减轻及并发症的情况，了解是否有手术并发症的发生，有无营养物质、维生素及微量元素的缺乏等，以便及时调整治疗方案，同时促进患者在减重手术后形成新的饮食习惯，既维持减重，又能补充必需的营养，减少手术并发症发生的风险。

三、特殊人群的减重治疗

（一）儿童

儿童青少年超重和肥胖的判定标准尚不统一，有世界卫生组织标准、国际肥胖专家工作组标准等。目前，国内大多采用中国肥胖问题工作组（WGOC）发布的中国儿童青少年性别年龄别 BMI 参考值作为判定超重和肥胖的标准。

有研究表明，儿童期是超重和肥胖的高发阶段，儿童期超重和肥胖率高于青少年期。有些儿童青少年超重和肥胖与出生时高体重有关。由于有些孕妇摄入过多的营养，使胎儿脂肪细胞大量增殖，从而导致出生时高体重。此外，儿童青少年超重和肥胖还与家长的喂养习惯、家长的生活方式等密切相关。

儿童青少年正值生长发育阶段，因此，不宜使用减重药物治疗，而应以行为疗法为主。

① 预防超重和肥胖从孕期开始。孕妇要注意合理营养，不能盲目追求高蛋白、高脂肪、高能量，以免出生时高体重以及日后出现儿童肥胖。

② 讲究科学的喂养方式。要注意各种营养素摄入的平衡，督促孩子从小养成不挑食、不偏食、不暴饮暴食的饮食习惯。

③ 家长为孩子树立榜样。孩子的模仿性强，家长在饮食和运动方面的行为习惯起着示范作用。很多超重和肥胖的父母，其孩子也超重和肥胖。因此，家长自己要有良好的饮食习惯，避免过度能量摄入，并减少久坐的生活方式，多参加体力活动等，有助于孩子模仿学习。

④ 教会孩子正确的应对方式。例如，婴儿可因多种原因而啼哭，饥饿只是其中原因之一，而父母常误认为只要婴儿啼哭就与饥饿有关，所以每当婴儿啼哭就立即喂奶，久而久之，孩子就常采用进食的方式来应对不良的情绪。应当引导孩子在面对压力和不良情绪时，采用更

积极的应对方式，如运动锻炼等。

⑤ 对孩子的行为习惯给予恰当的奖励或惩罚。有些父母对孩子良好行为的奖励或对不良行为的惩罚多以提供或剥夺美味食品为主，这在孩子的心理上容易起到强化作用，结果导致进食量超过孩子的需要量，而促进了肥胖的形成。因此，在对孩子进行奖励时要采用恰当的方式，尽量不要用食物来奖励孩子。

⑥ 对于超重和肥胖儿童，家长需要鼓励和监督孩子通过饮食和运动干预积极减重，根据超重和肥胖的程度制定减重行为目标，矫正不良的饮食习惯，如少吃零食、少喝饮料等，积极参加运动锻炼，并记录减重日记，逐步达到减重目标。

（二）女性

女性可能更关注自身的体型和形象，而恰恰在女性的几个特殊的生理阶段容易发生超重和肥胖，这使得女性对于超重和肥胖以及如何减重的信息更加敏感，特别愿意寻求各种减重的方法。

1. 青年女性

青年女性对自身体型的要求可能更高，有些青年女性甚至过分地追求"苗条"，尤其是女性对社会文化宣传的认同程度很高，这种社会文化的影响使更多的人对自己的身体形象不满意，容易产生抑郁等负性情绪，而抑郁等负性情绪又可能导致贪食行为，进而促进肥胖或使减肥失败。有些青年女性时而过分限制饮食，时而又无节制地进食，而在暴饮暴食后又后悔自己吃多了，往往自己引发呕吐或者服泻药，导致胃肠功能紊乱，有的人甚至引起神经性厌食症。

因此，对于青年女性超重和肥胖者的减重治疗，一是引导她们正确判定超重和肥胖，并通过认知疗法，矫正她们的一些不合理信念，让她们认识到只有适宜的体重范围才有利于健康，从而缓解由超重和肥胖带来的一些抑郁等负性情绪。二是告知青年女性正确的减重方法，告知她们在控制饮食的基础上还要坚持运动锻炼，才能既减重又防止体重反弹。三是告知青年女性在需要应用减重药物时，一定要在相关专业医生的指导下应用减重药物。有些女性容易受到广告宣传的影响而盲目购买减重产品，有些产品不仅没有减重效果，甚至含有违禁成分，在使用后会对身体带来严重的损害。

2. 孕产妇

孕妇如果在孕期能量摄入过多，不仅容易生出肥胖的巨大儿，引起儿童肥胖，而且孕妇本身也容易发生肥胖。分娩过巨大儿的孕妇是糖尿病的高危人群。此外，肥胖孕妇更容易发生妊娠高血压、难产等。肥胖孕妇不宜应用减重药物，因此，减重应以饮食干预为主，在保证胎儿营养供给的基础上，适当控制过多能量的摄入。有建议表明，在孕早期，肥胖孕妇的最低能量水平为 1 500 kcal/日，在孕中、晚期每日能量摄入可增加 200 kcal 左右，同时注意营养平衡，适当增加蛋白质和维生素、微量元素的供应，适当减少碳水化合物和脂肪的摄入。此外，还需要鼓励孕妇进行强度比较小的运动如散步等，适当的运动不仅有助于减重，还有利于分娩。

分娩后的产妇由于哺乳的需要，可能会摄入过多的能量而导致肥胖。但肥胖的哺乳女性也不宜应用减重药物，适合采用饮食和运动疗法。哺乳妇在保证婴儿营养供应的基础上也要讲究平衡营养，避免摄入过多的脂肪类食物。同时，在分娩后应尽早活动，对于无会阴破裂的正常分娩，在分娩 24 小时后即可下床活动。产妇更容易出现腰腹部脂肪堆积，除了进行全身有氧运动外，尤其要注重减少腹部脂肪的运动，如仰卧起坐等。此外，提倡母乳喂养，也有助于将母亲体内多余的营养供应给婴儿，可减少母亲体内的脂肪堆积。

3. 更年期女性

女性更年期（围绝经期）大多在 45～55 岁，这一时期也更容易发生肥胖，因此，更年期女性常作为肥胖的重点防治对象。更年期女性卵巢功能衰退，雌激素分泌减少，雌激素促进脂肪代谢的作用减弱，使得体内脂肪容易堆积。此外，更年期女性往往处于生活比较稳定的时期，容易享受高热量、高脂肪食物，同时，体力活动也较少，从而导致超重和肥胖。

对于更年期女性的减重治疗，仍然强调以控制饮食和增加运动为基础，更年期女性比较有空闲时间学习营养知识，讲究良好的烹饪方法，矫正不利于减重的饮食习惯，鼓励参加各种运动锻炼如健美操等，必要时也可应用相关的药物治疗，如在医生指导下进行性激素替代疗法，应用减重药物等。

 链接：性激素替代疗法

性激素替代疗法（HRT）是治疗女性绝经前后一系列症状的重要方法。HRT通过补充雌激素、孕激素等可有效地改善绝经期症状，治疗泌尿生殖道萎缩，防治绝经后骨质疏松症等，但可能增加乳腺癌和子宫内膜癌的风险，在应用HRT时，应根据每个绝经女性的具体情况全面评估应用HRT的益处与风险，争取获得最大的受益，而将其风险降至最小。

（三）老年人

在我国，一直将60周岁的人称为老年人，按照国际规定，65周岁的人才确定为老年人。老年人新陈代谢缓慢、生理机能下降，不仅容易超重和肥胖，也常发生肥胖相关的并发症，是许多慢性疾病如糖尿病、高血压病、心脑血管病等的高发人群。

对于超重和肥胖老年人的减重治疗，不仅要积极减重，也要注意防治肥胖相关的并发症。

1. 饮食疗法

老年人由于体力活动强度较小，应减少能量摄入，一般采用较低能量饮食。讲究平衡饮食，在营养结构方面，以复杂的碳水化合物为主，选择适量的富含优质蛋白的食物如鱼肉、乳制品等，减少脂肪的摄入。增加蔬菜和水果的摄入，不仅有助于营养素的均衡，还可防治老年人便秘。老年人胃肠消化功能下降，要注重烹饪方法，饭菜要软一些，同时进餐时讲究细嚼慢咽才有利于食物的消化。

2. 运动疗法

老年人也要注意参加体力活动。运动锻炼不仅有助于减重，也可改善心肺功能。运动锻炼前需要在医院接受身体检查，在医生指导下确定运动锻炼的强度等。运动时最好有人陪伴，以便在必要时得到照护。老年人不适合在空腹或饱腹状态下运动锻炼。运动强度也不宜过大，以运动后不感觉明显疲劳为度。运动项目以有氧运动为主，如散步、打太极拳等。每日运动时间约 30 分钟左右。运动过程中如出现胸闷、憋气等不适症状应及时就医。

3. 药物疗法

老年人常患多种疾病，需要服用多种药物，同时，老年人肝肾功能逐渐减退，对药物的代谢和排泄降低，容易出现药物的不良反应。在选择减重药物时，一方面注意选择全身不良反应较小的药物，如奥利司他等，另一方面，有些老年人不仅超重和肥胖，还患有糖尿病等，可以选择兼有降糖和减重作用的药物，如利拉鲁肽、二甲双胍和阿卡波糖等。

参 考 文 献

[1] 中华医学会内分泌学分会肥胖学组. 中国成人肥胖症防治专家共识. 中华内分泌代谢杂志，2011，27（9）：711-717.

[2] 王兴纯，黄玥晔，孙航，等. 基于代谢分类的不同肥胖表型的临床特点分析. 中华内分泌代谢杂志，2015，8（31）：678-683.

[3] 胡仁明. 内分泌代谢病临床新技术. 北京：人民军医出版社，2002.

[4] Paradis A M, Perusse L, Vohl M C. Dietary patterns and associated lifestyles in individuals with and without familial history of obesity: a cross-sectional study. Int J Behav Nutr Phys Act, 2006, 3: 38.

[5] 朱志明，高方，吴宏超，等. 生活方式与肥胖. 海军医学杂志，2002，23（1）：73-75.

[6] Fogelholm M, Valve R, Absetz P. Rural-urban differences in health and health behaviour: A baseline description of a community health-promotion programme for the elderly. Scand J Public Health, 2006，34 (6): 632-640.

[7] 沈晓明，江帆，李生慧，等. 睡眠对儿童生长发育影响的研究及其应用. 上海交通大学学报（医学版），2012，32（9）：1209-1213.

[8] Hairston K G, Bryer-Ash M, Norris J M, et al. Sleep duration and five-year abdominal fat accumulation in a minority cohort: the IRAS family study. Sleep, 2010, 33 (3): 289-295.

[9] Dunkley D M, Grilo C M. Self-criticism. Low Self-esteem, depressive symptoms, and over-evaluation of shape and weight in binge eating disorder patients. Eating and weight disorders, 2006, 10: 78-81.

[10] 董文毅，刘红波，解颖. 知识分子饮食行为调查和影响因素分析.

中国行为医学科学，2006，24：536-538.

[11] 尹仕红. 心理状态及社会环境与单纯性肥胖的相互影响. 现代预防医学，2008，35（5）：918-919.

[12] 关丹丹，王建平. 北京女大学生进食障碍调查分析. 中国心理卫生杂志，2003，17：753-755.

[13] 崔金奇. 心理诱因对肥胖的影响与行为矫正. 中国临床康复，2005，9：136-137.

[14] 李光伟，邢小燕. 肥胖. 北京：化学工业出版社，2005.

[15] 尹仕红，周桂兰. 绝经后激素治疗的利与弊. 临床内科杂志，2005，22（8）：571-573.

[16] 尹仕红，邹秀兰. 植物雌激素的作用及安全性. 国际内分泌代谢杂志，2006，26（6）：427-429.

[17] 徐瑞霞，李莎，郭远林，等. 高密度脂蛋白颗粒与稳定型冠心病的相关性研究. 中国循环杂志，2013，28（5）：352-355.

[18] 季明，邹大进. 高危肥胖的识别与研究. 中国实用内科杂志，2014，34（10）：933-938.

[19] 靳雪征. 健康信念理论的建立和发展. 中国健康教育，2007，23（12）：945-946.

[20] 尹仕红. 高校招生体检中男生体重指数与血压水平分析. 中国校医，2014，28（10）：728-729.

[21] 王沛，陆晓青，王源春，等. 代谢综合征合并肥胖相关性肾病临床病理特征分析. 中国老年学杂志，2010，30（19）：2749-2751.

[22] 郭兰伟，李霓，王刚，等. BMI 与恶性肿瘤发病风险的前瞻性队列研究. 中华流行病学杂志，2014，35（3）：231-236.

[23] 宋逸，马军，李珊珊，等. 腰围测量 3 种方法比较研究. 中国学校卫生，2009，30（9）：846-848.

[24] 叶姝，吴向军. 体脂含量与体脂率测量与评价方法的比较. 四川体育科学，2010，1：32-35.

[25] 尹仕红，邹秀兰. 生活习惯干预对控制成人单纯性肥胖效果的临床研究. 现代预防医学，2014，41（24）：4472-4474.

[26] 杨月欣，王光亚，潘兴昌. 中国食物成分表 2002. 北京：北京大学医学出版社，2002.

[27] 杨月欣. 中国食物成分表 2004. 北京：北京大学医学出版社，2005.

[28] 孔海燕. 低能量密度食物 PK 高能量密度食物. 糖尿病天地，2012，7：51.

[29] Lindsay Allen，等. 微量营养素食物强化指南. 霍军生，等，译. 北京：中国轻工业出版社，2009.

[30] 赵霖，等. 营养配餐员（技能部分）. 北京：中国劳动社会保障出版社，2012.

[31] 邬志薇，董加毅，童星，等. 中国居民平衡膳食宝塔（2007）的评价. 现代预防医学，2011，38（23）：4835-4839.

[32] 王欢，江崇民，刘欣，等. 中国人步行能耗及步行锻炼建议. 体育科学，2013，33（11）：89-93.

[33] 樊萌语，吕筠，何平平. 国际体力活动问卷中体力活动水平的计算方法. 中华流行病学杂志，2014，35（8）：961-964.

[34] 罗曦娟，王正珍，张军，等. 体力活动能量消耗编码表在运动处方中的应用. 北京体育大学学报，2013，36（9）：76-80.

[35] 栾德春，马冠生. 体力活动推荐量及评价标准. 国外医学卫生学分册，2006，33（3）：161-165.

[36] 王殿春，苑景蕊. 伸展运动种类及运用方法. 体育教学，2010，4：56-57.

[37] 王明献，李玉周. 有氧运动和力量训练不同顺序组合对超重大学生体适能的影响. 内蒙古师范大学学报，2014，43（2）：259-264.

[38] Sanal E, Ardic F, Kirac S. Effects of aerobic or combined aerobic resistance exercise on body composition in overweight and obese adults: gender differences. A randomized intervention study. Eur J Phys Rehabil Med, 2013, 49 (1): 1-11.

[39] 王京京，张海峰. 高强度间歇训练运动处方健身效果研究进展. 中国运动医学杂志，2013，32（3）：246-254.

[40] 尚画雨，张丹，王瑞元，等. 高强度间歇训练对糖尿病作用效果

研究进展. 中国康复医学杂志，2014，29（8）：793-798.

[41] 王淑娟. 肥胖者的行为疗法. 日本医学介绍，2007，28（10）：473-474.

[42] 王勇，范书英. 2015 年肥胖药物管理临床实践指南解读. 中国全科医学，2016，19（5）：497-499.

[43] 杨丹，叶云，黄毅岚，等. 盐酸纳曲酮与盐酸安非他酮复方缓释片治疗肥胖的有效性和安全性的 Meta 分析. 医药导报，2015，34（11）：1466-1471.

[44] 崔家玉，谢晓慧. 肥胖症的药物治疗进展. 中国新药杂志，2016，25（2）：163-168.